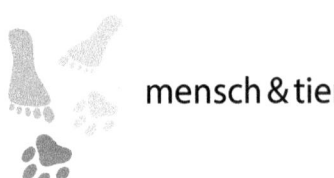

mensch & tier

Agnes Habenicht

Hunde in der Sprachtherapie einsetzen

Ein Praxisbuch

Mit 50 Abbildungen

2., aktualisierte Auflage

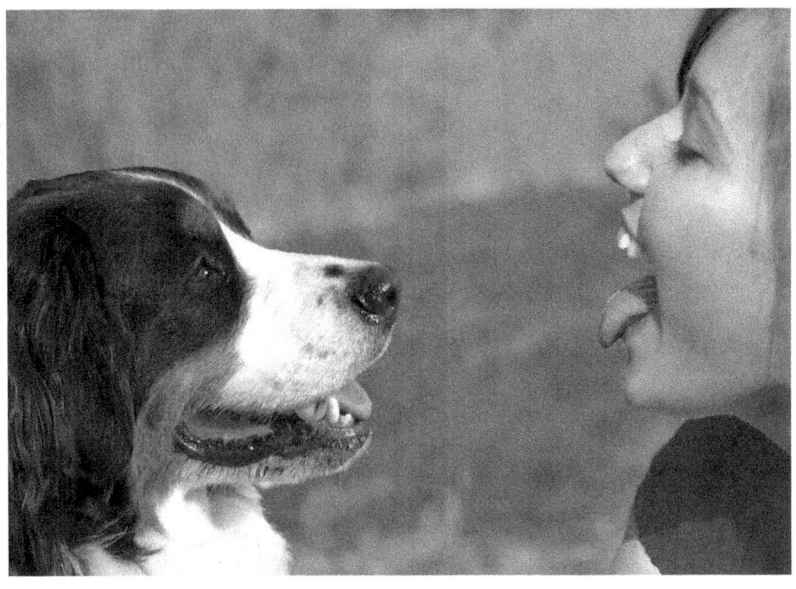

Ernst Reinhardt Verlag München

Agnes Habenicht ist Logopädin in eigener Praxis in Waldalgesheim (Landkreis Mainz/ Bingen) und hat gemeinsam mit ihren Hunden eine Ausbildung zum „Therapiebegleit- hundeteam" absolviert.

Bibliografische Information der Deutschen Nationalbibliothek

Die Deutsche Nationalbibliothek verzeichnet diese Publikation in der Deutschen Nati- onalbibliografie; detaillierte bibliografische Daten sind im Internet über <http://dnb.d- nb.de> abrufbar.
    ISBN 978-3-497-02820-7 (Print)
    ISBN 978-3-497-60997-0 (PDF-E-Book)
    ISBN 978-3-497-61060-0 (EPUB)
    2. Auflage
© 2018 by Ernst Reinhardt, GmbH & Co KG, Verlag, München

Printed in EU
Cover unter Verwendung von Fotos von ©istockphoto.com/ivanmateev und von Agnes Habenicht
Abb. 25 im Innenteil von Anne Piontek, alle weiteren Abbildungen von Agnes Habenicht
Abbildungen 6,8,29–33 und 40–41 mit freundlicher Genehmigung des Therapiezent- rums Auromed
Satz: Bernd Burkart; www.form-und-produktion.de

Ernst Reinhardt Verlag, Kemnatenstr. 46, D-80639 München
Net: www.reinhardt-verlag.de E-Mail: info@reinhardt-verlag.de

Inhalt

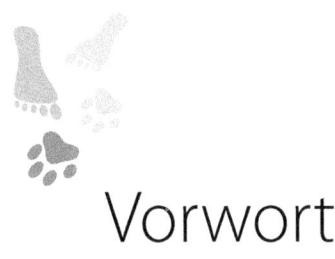

Vorwort

„Was macht ein Hund in der Logopädie?" „Bringt der den Kindern das Bellen bei?" „Für Kinder ist das bestimmt eine tolle Sache!" „Meine Freundin hat auch so einen Therapiehund. Mit dem geht sie immer ins Altersheim."

Mit solchen und ähnlichen Aussagen werde ich täglich konfrontiert. Es ärgert mich zugegebenermaßen, dass die tiergestützte Therapie im deutschsprachigen Raum noch nicht den Stellenwert und die Anerkennung hat, die sie verdient. Therapeuten, die unter Zuhilfenahme eines Tieres heilen, werden meist von Außenstehenden und von Kollegen belächelt. Wer jedoch selber Tiere in der Therapie einsetzt, stellt sehr schnell fest, welchen positiven Einfluss sie auf den Verlauf der Therapie haben. Da es sehr schwierig ist, diesen Einfluss in nachweisbare Zahlen umzusetzen, ist die Wirksamkeit des Einsatzes von Tieren durch wissenschaftliche Studien im deutschsprachigen Raum noch sehr wenig belegt. Diese Tatsache erschwert die Überzeugungsbemühungen der Therapeuten gegenüber Ärzten, Krankenkassen oder den Berufsverbänden, die Therapieform als sinnvoll und wirksam einzustufen. Hier gilt es, noch viel Aufklärungsarbeit zu leisten.

In der Logopädie ist der Einsatz eher unbekannt. Eine Kollegin von mir äußerte, dass sie den Einsatz eines Hundes im Bereich der Arbeit mit Menschen mit Behinderungen als sinnvoll ansieht, nicht aber in der Arbeit in der täglichen sprachtherapeutischen Praxis. Warum der Einsatz eines Hundes in der Logopädie sehr sinnvoll ist, beschreibt das vorliegende Buch. Es soll Einblicke in die hundgestützte logopädische Arbeit geben und z.B. darüber aufklären, was hinter dem Einsatz eines ausgebildeten Therapiebegleithundes steckt (Kap. 5.1). Es soll Ordnung in die Begrifflichkeiten von „Therapiebegleithund" und ähnlichen Bezeichnungen bringen (Kap. 3.1). Es zeigt den interessierten Therapeuten, was sie vor, während und nach dem Einsatz eines Therapiebegleithundes bedenken sollten (Kap. 1 und 2). Es gibt einen Einblick in die Ausbildung in einer professionellen Ausbildungsstätte und beschreibt, was Sie bei der Auswahl einer Ausbildungsstätte beachten sollten (Kap. 3). Dieses Buch soll Ihnen auch zeigen, wie Sie den Hund in der

Logopädie einsetzen können und wie eine Therapie ablaufen kann (Kap. 6 und 7). Mithilfe von Übungsbeispielen wird gezeigt, wie ein Hund in den verschiedenen logopädischen Krankheitsbildern eingesetzt werden kann und was er dafür können sollte. Kap. 5.4.1 und 5.4.2 beschreiben, wie ich es meinem Hund beigebracht habe oder beibringen werde.

Wir als Therapeuten wissen, welche Therapieinhalte wir durchführen wollen. Letztendlich müssen wir nun „nur noch" überlegen, wie der Hund in den geplanten Inhalt integriert werden kann. **Dieses Buch soll und kann jedoch die Ausbildung in einer professionellen Ausbildungsstätte nicht ersetzen!**

Möglichkeiten der praktischen Umsetzung zeigen die Fallbeispiele und die beschriebenen Übungsideen. Die in den Übungsideen erwähnten Vorlagen für die Therapie können als Zusatzmaterial auf der Verlagshomepage unter www.reinhardt-verlag.de heruntergeladen werden.

Danken möchte ich an dieser Stelle meinen zahlreichen großen und kleinen Patienten und deren Angehörigen, ohne die ich die Therapieideen nicht hätte entwickeln können und ohne die die Bilder nicht entstanden wären. Einen Dank möchte ich auch Martin Hardt vom Therapiezentrum „auromed" aussprechen, der die Idee, einen Hund einzusetzen, erst möglich gemacht hat. Außerdem einen großen Dank an Katharina Gedike, die alle Übungsideen aus logopädischer Sicht gelesen hat. Einen weiteren Dank möchte ich Selina Sulzbach, Stefanie Honig, Anne Piontek und Annika Rugen aussprechen. Danken möchte ich auch Guido Huck von der Ausbildungsstätte MITTT, auf dessen Konzept ich mich in manchen Kapiteln beziehe, und der Ausbildungsstätte SATTT. Einen großen Dank an alle, die dieses Buch im Vorfeld gelesen, korrigiert und kommentiert haben, vor allem an Sylvia Jagelle-Lauenstein. Der letzte Dank gilt meinem Mann, Jürgen Habenicht, der viele Bilder gemacht und auch sonst viel zu diesem Buch beigetragen hat.

Hinweis: Der Einfachheit halber habe ich bei der Ansprache immer die männliche Form (Therapeut, Patient, Hund und Hundeführer) gewählt. Die weiblichen Therapeutinnen, Patientinnen, Hündinnen und Hundeführerinnen sind damit natürlich ebenfalls gemeint. Alle Namen in Fallbeispielen etc. wurden geändert.

Nun wünsche ich Ihnen viel Spaß beim Lesen und bei der Arbeit mit Ihrem Therapiebegleithund.

Waldalgesheim, im Frühjahr 2018
Agnes Habenicht

1 Einführung in die Arbeit mit dem Therapiebegleithund

1.1 Die Idee der tiergestützten Therapie

Dieses Kapitel thematisiert zunächst die Geschichte der tiergestützten Therapie, vor allem deshalb, weil sich daraus auch die verschiedenen Schwierigkeiten und Vorbehalte ergeben, auf die tiergestützt arbeitende Therapeuten treffen. Auf einige dieser Vorurteile wird in diesem Kapitel ebenfalls eingegangen.

Geschichte der tiergestützten Therapie

Der gezielte Einsatz von Tieren in der Therapie wird schon lange praktiziert. Schon aus dem achten Jahrhundert liegen Berichte darüber vor, dass Tiere für Heilzwecke eingesetzt werden (*Röger-Lakenbrink 2011*). Genauer beschrieben und spezifiziert wird der tiergestützte Einsatz im angelsächsischen Raum seit dem 19. Jahrhundert. Es liegen Aufzeichnungen vor, dass „1796 von William Tuke und der in York vertretenen Quäkergemeinde, der Society of Friends" (*Greiffenhagen/Buck-Werner 2007*) das „York Retreat" gegründet wurde. Dabei handelt es sich um eine Anstalt für Geisteskranke, die anstelle von Ketten und Misshandlungen u. a. Tiere für die Heilung der Kranken einsetzte. Seit Mitte des 20. Jahrhunderts rückte die Wirkungsweise der Tiere in der Therapie und in der Medizin immer mehr in den Vordergrund. In dieser Zeit entdeckte der amerikanische Kinderpsychotherapeut B. Levinson in einem Elterngespräch zufällig die Wirkung seines Hundes auf ein Kind, das bisher alle Zugangsversuche zu ihm und anderen Therapeuten verweigert hatte. Er sorgte dafür, dass der Hund bei jeder Behandlung des Jungen anwesend war und schrieb seine Beobachtungen auf. Diese Aufzeichnungen, erschienen 1969 und 1972 als Buch mit dem Titel „Pet oriented Child Psychiatry", wurden bald Standardwerke und dienten weiteren Wissenschaftlern (z. B. S. und E. Corson, die ebenfalls die Wirkung von Hunden auf psychisch kranke Menschen erforschten) als Grundlage für weitere Forschungen auf dem Gebiet der tiergestützten Therapie (*Greiffenhagen/Buck-Werner 2007*). Zu dieser Entwicklung trug bspw. ein großer Kreis von Medizinern und Therapeuten im angelsächsischen Raum bei, die sich 1977 in Portland zur Gesellschaft „Delta Society" zusammenschlossen und es sich zur Aufgabe machten, die „Mensch-Tier-Beziehung" als neuen, sinnvollen und wissenschaftlichen Zweig in ihren Berufsalltag zu integrieren (*Röger-Lakenbrink 2011*).

Situation im deutschsprachigen Raum

In den deutschsprachigen Ländern hielt die tiergestützte Therapie erst viel später Einzug. Es gibt zwar schon Aufzeichnungen (*Greiffenhagen/Buck-Werner 2007*) aus dem 19. Jahrhundert, in denen der Einsatz von Tieren in einer Klinik in Bethel bei Bielefeld beschrieben wurde. Allerdings fanden diese Aufzeichnungen nicht den Weg in eine größere Öffentlichkeit. Erst als im angelsächsischen Raum der Erfolg tiergestützter Therapien größer und die wissenschaftlichen Beschreibungen der Wirksamkeit dieser konkreter wurden (z. B. durch die Aufzeichnungen von *Levinson 1996*), begann Ende der 1980er Jahre auch im deutschsprachigen Raum der Einzug der tiergestützten Therapie.

Für die Anerkennung dieser Therapieform mussten und müssen hierzulande immer wieder Widerstände überwunden werden. Zu diesen Widerständen gehört, dass die Erfolge der Therapie mit einem Tier nur schwer messbar und deshalb wissenschaftlich schwer zu belegen sind. Da der wissenschaftliche Beweis für die Wirksamkeit des Einsatzes eines Tieres fehlt und lediglich Einzelfallbeschreibungen (s. Einzelfalldarstellungen in Kap. 6 und 7) den Einfluss des Tieres aufzeigen, wird diese Therapieform oft nicht ernst genommen und von manchen Ärzten und den Krankenkassen noch abgelehnt.

Gründung von Vereinen: Aus mehreren Einzelinitiativen entstanden in den 1990er Jahren in verschiedenen Ländern und auf internationaler Ebene Vereine, welche die tiergestützte Therapie immer mehr in die Öffentlichkeit rückten. Dazu gehören (Kontaktinformationen siehe unter Adressen):

- „IAHAIO" (International Association of Human Animal Interaction Organisation; Internationaler Dachverband für die Erforschung der Mensch-Tier-Beziehung),
- „Pet as Therapy" (England),
- „TAT" (Tiere als Therapie; Österreich),
- „VTHS" (Verein Therapiehunde Schweiz),
- „Tiere helfen Menschen e.V." (Deutschland).

All diese Vereine und Initiativen arbeiten daran, die Wirksamkeit der tiergestützten Therapie in der Praxis zu beweisen. Ihnen zur Hilfe kommt die Wissenschaft, die anhand von Studien ebenfalls die Richtigkeit und Wirksamkeit des Einsatzes der Tiere in der Therapie evaluiert. So fand die amerikanische Soziologin E. Friedmann in einer wissenschaftlichen Studie heraus, dass die Patienten, die ein Haustier besitzen, nach der Entlassung eine viel höhere Lebenserwartung hatten, als diejenigen, die keine Haustiere hatten (*Friedmann et al. 1980; Greiffenhagen/Buck-Werner 2007*). In einer anderen Studie beschrieben S. und E. Corson die Wirkung von Hunden in einem Pflegeheim in Amerika. Hier sorgten die eingesetzten Hunde nicht nur für Heiterkeit, Wachheit und Leben auf der Pflegestation, sondern die Pfleger und Ärzte litten auch seltener an Burn Out als in der Zeit vor Einsatz des Hundes (*Greiffenhagen/Buck-Werner 2007*). Die Veröffentlichung dieser und anderer wissenschaftlicher und nichtwissenschaftlicher Berichte führte dazu, dass der Einsatz eines Tieres in der Therapie immer populärer wurde. Damit ging einher, dass auch die Einsatzgebiete der Tiere vielschichtiger wurden. In der Therapie kamen neben Katzen, Pferden, Delfinen und Kleintieren vor allem Hunde zum Einsatz. Hunde haben den Vorteil, dass sie schnell lernen, nicht zu groß sind und sich problemlos an verschiedenen Orten einsetzen lassen. Das hat zur Folge, dass Hunde nicht nur in den medizinischen, therapeutischen und psychologischen Bereichen eingesetzt werden, sondern auch in der Pädagogik, Sonderpädagogik und Geriatrie.

Ausbildungssituation von Therapiebegleithundeteams in deutschsprachigen Ländern

Nachdem im deutschsprachigen Raum immer mehr Hunde im Gesundheitsbereich eingesetzt wurden, entstehen immer mehr Ausbildungsstätten, die mehr oder weniger professionell Hunde und Hundeführer für die verschiedenen Aufgaben ausbilden. Leider führte die Entstehung der verschiedensten Ausbildungsstellen nicht dazu, dass einheitliche Ausbildungsstandards oder einheitliche Begrifflichkeiten für die verschiedenen Ausbildungen eingeführt wurden. Diese Standards wären im Sinne einer Professionalisierung der Ausbildung und deren anschließenden Anerkennung sicherlich sehr wünschenswert; ebenso wie die Vereinheitlichung von Begrifflichkeiten („Besuchshund", „Therapiebegleithund" oder „Pädagogikbegleithund"), die im Rahmen der hundgestützten Interventionen benutzt werden (Kap. 3.1). Kriterien, die helfen, eine geeignete Ausbildungsstelle zu finden, werden in Kap. 3.4 vorgestellt. Einige Adressen von Ausbildungsinstitutionen finden Sie am Ende des Buches unter Adressen.

Als Folge der uneinheitlichen Begrifflichkeiten und Ausbildungsordnungen kommt es immer wieder zu Missverständnissen und Vorurteilen, von denen einige an dieser Stelle geklärt werden sollen:

- **Vorurteil 1: Jeder irgendwie ausgebildete Hund ist ein „Therapiehund":**
  „Therapiehund" ist ein Begriff, der umgangssprachlich üblich ist, welcher aber nichts über die Befähigung des Hundes und seines Hundeführers aussagt. Im Moment kann jeder seinen Hund auf unterschiedliche Arten ausbilden lassen und ihn im Anschluss daran als „Therapiehund" bezeichnen. Viele Menschen und Organisationen leisten mit ihren sogenannten „Therapiehunden" hervorragende und anerkennenswerte Arbeit in Kindergärten, Pflegeheimen und anderen sozialen Einrichtungen. Darum wird der Hund oftmals zum „Therapeut auf vier Pfoten" erhoben, obwohl er, streng genommen, als „Besuchshund" bezeichnet werden müsste (Kap. 3). Denn ein Hund kann kein Therapeut sein! Für die Arbeit in der therapeutischen Praxis, in welcher der Hund auf Basis eines wissenschaftlich fundierten Therapie- und Behandlungsplanes als Therapiemittel eingesetzt werden soll, ist eine umfassende Schulung erforderlich, die mit der Prüfung zum „Therapiebegleithund" endet. Dahl (2012) hat untersucht, ob die spezielle Ausbildung eines Hundes als Therapiebegleithund gegenüber einem nicht speziell ausgebildeten Hund Auswirkungen auf den Erfolg der Therapie hat. Sie kam zu dem Ergebnis „dass der Einsatz eines speziell ausgebildeten Therapiebegleithundes einen Mehrwert [...] in der logopädischen Therapie darstellt und damit zum Heilungserfolg beiträgt." Dies zeigt, wie wichtig es ist, dass der Hund und auch der Hundeführer eine fundierte Ausbildung erhalten sollten.
- **Vorurteil 2: Ein Therapiebegleithund ist ein „Kuscheltier":**
  Oft heißt es, dass ein Hund in der Therapie nur zum Streicheln da ist und sonst keine Aufgaben hat. Mit diesem Buch soll das Klischee des „Kuschelhundes in der Therapie" aufgehoben und gezeigt werden, dass der

Hund in der Therapie mehr Aufgaben hat, als nur gestreichelt zu werden (Kap. 6 und 7).

- **Vorurteil 3: Der Einsatz eines Hundes in der Therapie ist nur bei Kindern oder Menschen mit Behinderungen sinnvoll:**
  Auch dieses Vorurteil ist falsch. Der Einsatz eines ausgebildeten Therapiebegleithundes in der Logopädie ist sehr sinnvoll – und das nicht nur bei Menschen mit Behinderungen. Die Arbeit mit einem Therapiebegleithund in der Logopädie ist noch jung und deshalb noch wenig bekannt. Deshalb erschließt sich die Sinnhaftigkeit Außenstehenden oft nicht, und der Einsatz eines Hundes wird oft in Frage gestellt. Aus den kurzen Beispielen in Kap. 6 und 7 wird ersichtlich, wie sinnvoll der Einsatz sein kann.

- **Vorurteil 4: Ein Hund darf aus hygienischen Gründen nicht in einer Praxis eingesetzt werden:**
  Dieses Vorurteil stimmt so nicht. In Kap. 2.3 wird beschrieben, unter welchen Voraussetzungen der Hund in den Räumen einer Praxis eingesetzt werden kann und darf.

- **Vorurteil 5: Ein ausgebildeter Therapiebegleithund vollbringt Wunder:**
  Wird ein Hund in der Therapie eingesetzt, ergeben sich manchmal positive Veränderungen, die in der Form nicht zu erwarten waren und nicht zu erklären sind. Dazu folgendes Beispiel:

Fallbeispiel

Zu Beginn der Therapie war Kazim (Name geändert) 4;6 Jahre alt. Er ist der ältere von zwei Brüdern, die beide das Fragile-X-Syndrom haben. Kazim wächst zweisprachig auf – seine Eltern sind Araber. Die Eltern sprechen beide sehr gut Deutsch und unterhalten sich auch mit den Jungen auf Deutsch.

Im Anamnesegespräch ist Kazim sehr unruhig und geht im Zimmer hin und her. Sein Kommunikationsverhalten ist auffällig. Er kann keinen Blickkontakt aufbauen und spricht oder lautiert nicht. Körperkontakt lehnt er ab. Seine Körperhaltung zeigt, dass er jede Berührung als unangenehm empfindet. Die Mutter gibt an, dass Kazim bereits Therapie mit einem Hund gehabt habe und er sehr gut auf den Hund angesprochen habe. Da sie die Therapie privat bezahlen müsse, habe sie diese aus finanziellen Gründen abbrechen müssen. Zwischen den hier beschriebenen Therapieeinheiten liegen oftmals einige Wochen, in denen Inhalte wiederholt werden oder die ohne Fithe, den Therapiebegleithund, stattfinden. Die Gesamtzeit der Therapie beläuft sich auf ein Jahr.

Erste Therapieeinheit

Ziel: Kennenlernen des Hundes und Vertrauensaufbau

Thema: Freies Spiel mit dem Hund mit begleitetem Sprechen

Fithe liegt unter dem Tisch im Therapieraum, den Kopf zwischen den Pfoten. Kazim sieht Fithe, legt sich im Abstand von ca. 15 cm vor seine Nase, legt ebenfalls seinen Kopf zwischen seine Hände auf den Boden und schaut Fithe in die Augen. Dort bleibt er über mehrere Minuten ganz ruhig liegen. Dann hebt Fithe den Kopf und Kazim tut es ihm nach. Fithe hechelt, Kazim imitiert es. Dann bellt Kazim und Fithe antwortet ebenfalls, initiiert durch das Kommando „Laut!". Beide bellen sich kurz gegenseitig an. Kazim fängt nicht nur an, Fithe zu imitieren, sondern beginnt auch eine Kommunikation mit ihm aufzubauen. Er behält den Blickkontakt zu Fithe sehr lange aufrecht.

Drei Monate später

Ziel: Verbesserung der Kommunikationsfähigkeit und der sprachlichen Fähigkeiten

Thema: Freies Spiel mit Fithe mit kommunikativen Angeboten

Kazim wird eine Kiste mit vielen Holzobstsorten gegeben. Er sucht sich einen Apfel aus, der in dieser Therapieeinheit in den Mittelpunkt des Interesses rückt. Zunächst wird die Wortstruktur geklatscht, was Kazim gerne aufnimmt. Kazim beschäftigt sich in dieser Therapieeinheit immer wieder mit dem Wort „Apfel", und der Therapeut bietet das Wort „Apfel" in verschiedenen Kontexten immer wieder an. Das Wort wird dann so wichtig, dass Kazim den Apfel sogar Fithe zeigt.

Zum Ende dieser Therapieeinheit geht Kazim sehr zielstrebig in die Personalküche, zeigt auf die Obstschale und spricht „Affel". Dies ist das erste Wort, das er gesprochen hat! Nach diesem Erfolg nimmt Kazim noch mehr Wörter in seinen aktiven Wortschatz auf.

Im Fallbeispiel „Kazim" wird beschrieben, wie der Patient, der ein Fragiles-X-Syndrom hat und weder lautierte noch sprach, nach sechs Monaten Sprachtherapie mit einem Therapiebegleithund zum Sprechen fand. Die Angehörigen oder Patienten selber setzen oft sehr hohe Erwartungen in den Hund, den Therapeuten und die Therapie. In diesem Fall hoffen die Angehörigen, dass dieses kleine Wunder nun auch mit dem kleineren Bruder gelingen würde, der an der gleichen Erbkrankheit leidet. In dieser Situation muss Aufklärungsarbeit geleistet werden, um Enttäuschungen im Vorfeld zu verhindern.

- **Vorurteil 6: Therapiebegleithunde müssen Rassehunde sein:**
  In der therapeutischen Arbeit am Menschen werden oft bestimmte Rassen eingesetzt, wie z. B. Golden Retriever, Labradore, Australien Shepherds oder Border Collies. Jedoch kommen nicht nur diese Rassen als Therapiebegleithund in Frage. Es gibt keinen Hund – egal welcher Rasse – der extra für die Aufgaben und Herausforderungen des Therapiebegleithundes gezüchtet worden ist. Wichtig ist der Charakter des Hundes. Wenn ein Hund gewisse Voraussetzungen mitbringt (Kap. 3.2), kann auch ein Mischling ein sehr guter Therapiebegleithund sein.
- **Vorurteil 7: Der Einsatz eines Hundes in der Therapie ist Tierquälerei:**
  In der Arbeit mit Hunden gibt es bestimmte Kommandos oder Einsätze, die tatsächlich den Eindruck erwecken können, dass der Hund hier nicht artgerecht eingesetzt wird. Dazu gehört z. B. das Lagern von Patienten oder das „Nimm's Dir!" (Kap. 5.4). Damit die Übungen für den Hund keine Quälerei werden und er diese gerne macht, muss er deren Umsetzung als Spiel ansehen und sie mit Spaß ausführen. Deshalb sollen Hunde Kommandos im Allgemeinen mit Hilfe von positiver Verstärkung lernen (Kap. 5.3). Des Weiteren soll Hunden genügend Ausgleich außerhalb und innerhalb der Praxis geboten werden.

Viele der hier erwähnten Vorurteile sind durch Unwissenheit entstanden, weil das Gebiet der hundgestützten Therapie im Allgemeinen und der hundgestützten Logopädie im Speziellen noch sehr neu ist. Mit zunehmender Aufklärung und Bekanntheit des Einsatzes eines Therapiebegleithundeteams werden diese Vorurteile hoffentlich abnehmen. Dieses Buch soll einen Beitrag dazu leisten.

1.2 Der Therapeut in der Doppelrolle

Bei der hundgestützten Therapie nimmt der Therapeut eine Doppelrolle ein. Auf der einen Seite ist er Therapeut, auf der anderen Seite ist er Hundeführer, da er während der Therapie einen Hund führt. Für die Durchführung einer Therapie mit Hund ist es wichtig, sich im Vorfeld mit der Verantwortung für diese Doppelrolle auseinanderzusetzen. Beide Rollen sind gleichwertig, da es auf der einen Seite um das Wohl des Patienten, auf der anderen Seite um das Wohl des Hundes geht. Dass der Patient während der Therapie im Vordergrund steht und der Hund lediglich der Verbesserung des Therapieverlaufes bzw. als Unterstützer dessen dient, sollte zu jedem Zeitpunkt klar sein. Die Rolle des Hundeführers in der hundgestützten Therapie soll also nur dazu dienen, den Hund einzusetzen und zu führen. Die Ausbildung des Hundes durch den Hundeführer sollte in der Therapie keine Rolle spielen. Die Therapie soll nicht dazu dienen, den Hund auszubilden, sondern dem Menschen zu helfen. Diese beiden Rollen – die des Therapeuten und die des Hundeführers – sind also vom Grundsatz her sehr verschieden:

Während der Therapeut in seiner Rolle als Sprachtherapeut empathisch auf seinen Patienten eingeht, d. h. versucht, seine sprachliche Kompetenz einzuschätzen und ihm hilft, diese zu erweitern, hat der Therapeut in seiner Rolle als Hundeführer einen ganz anderen Auftrag. Er muss dem Hund mit direkten, kurzen Anweisungen sagen, was er tun soll. Lange Erklärungen werden für die Mensch-Hund-Beziehung nicht benötigt. Sie schaden vielmehr der Rangfolge, die für den Hund sehr wichtig ist (Kap. 3.2). Aus dieser Doppelrolle können sich einige Konflikte ergeben. Nämlich immer dann, wenn der Einsatz des Hundes in der Therapie nicht reibungslos durchgeführt werden kann. Dies kann sein, wenn

- der Hund müde wird und nicht mehr gerne mitarbeitet,
- der Hund sich lösen muss oder
- der Patient noch mit dem Hund arbeiten möchte, obwohl dieser gerade eine Pause machen muss.

In diesen und ähnlichen Situationen ist der Therapeut in der Rolle des Hundeführers gefragt, eine Lösung zu finden, ohne dass es dem Verlauf der Therapie oder dem Hund schadet.

1.3 Die Dreiecksbeziehung in der hundgestützten Therapie

Wird ein Hund in der Therapie eingesetzt, so muss der Therapeut nicht nur eine Doppelrolle ausfüllen (Kap. 1.2), sondern auch die Dreiecksbeziehung im Auge behalten, die daraus hervorgeht (Abb. 1).

Für das Gelingen der hundgestützten Therapie muss diese Dreiecksbeziehung immer überprüft werden, um abschätzen zu können, ob und wie der Hund in der aktuellen Therapie eingesetzt werden kann. Dazu bedarf es der ständigen Beobachtung des Hundes und des Patienten sowie der Selbstreflektion des Therapeuten in seinen beiden Rollen – der des Sprach-

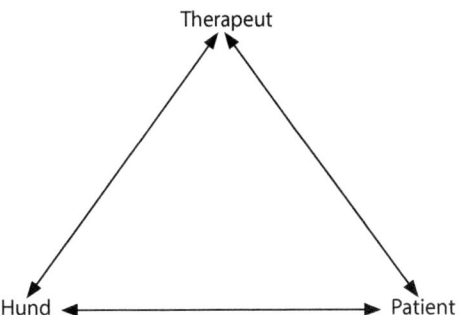

Abb. 1: Das Beziehungsdreieck zwischen Patient, Hund und Therapeut

therapeuten und der des Hundeführers. Diese ständige, aktive Überprüfung aller Verhältnisse dieses Beziehungsdreieckes ist die Aufgabe und Verantwortung des Therapeuten. Hat er stets das Wohlergehen des Patienten, des eingesetzten Hundes und das Erreichen des therapeutischen Inhalts im Blick hat, ist der Einsatz eines Therapiebegleithundes eine erfolgreiche und wirkungsvolle Ergänzung der Therapie.

2 Rahmenbedingungen der hundgestützten Sprachtherapie

2.1 Räumliche Voraussetzungen

Bevor ein Therapiebegleithund in den Praxisräumen eingesetzt werden kann, müssen einige Voraussetzungen geschaffen werden:

Der Einsatz von Hunden in Praxisräumen muss genehmigt sein. Vor dem Einsatz des Therapiebegleithundes muss geklärt werden, ob es an der Einsatzstelle erlaubt ist, einen Hund mitzubringen. Dies steht im Mietvertrag oder muss mit der jeweiligen Einrichtungsleitung abgesprochen werden. Oft verlangt die Leitung ein Einsatzkonzept, das schriftlich vorgelegt werden muss. Dieses Buch kann als Grundlage bei der Erstellung eines solchen Konzeptes behilflich sein.

Soll ein Hund eingesetzt werden, braucht dieser Platz zum Agieren. Soll er z. B. springen, laufen, suchen o. ä., muss dieser Raum eingeplant werden. Auch für die Arbeit auf dem Boden muss Fläche für „eine Person mehr" vorhanden sein. Deshalb darf der Therapieraum nicht zu klein sein.

Für den Hund bedeutet der Einsatz eine große Herausforderung, die ihn ermüden oder manchmal sogar überfordern kann (Kap. 5.3). Deshalb braucht der Hund einen Rückzugsort, an dem er seine Ruhe hat und an den er sich zurückziehen kann. Im Raum oder in der Praxis sollte es daher einen Ort geben, der für Patienten tabu und nur für den Hund und den Hundeführer zugänglich ist. Hier sollte eine Decke oder ein Kissen liegen, auf dem der Hund gerne liegt. Praktisch ist es, wenn hier eine leicht zu reinigende Decke oder ein waschbarer Bezug Verwendung findet. Dieser Platz wird des Weiteren benötigt, wenn Patienten kommen, die Angst vor dem Hund haben. Liegt der Hund dann auf „seinem Platz", ist der für den Patienten am Anfang wichtige Abstand gewahrt (Kap. 5.2). Es kann andersherum auch vorkommen, dass der Hund vor einem Patienten geschützt werden muss, wenn er sehr ruppig oder respektlos mit dem Hund umgeht. Da der Hund „wissen sollte", dass er nicht beißen darf, sind ihm seine „natürlichen Waffen" genommen; d. h. der Therapeut und Hundeführer muss den Hund „verteidigen", indem er auf den „sicheren Platz" geschickt wird. Der obligatorische Wassernapf sollte von diesem Platz aus natürlich jederzeit erreichbar sein. Sehr günstig kann es sein, wenn dieser Platz z. B. durch einen Schreibtisch vom Patienten getrennt wird. Dieser dient gleichzeitig als Sichtschutz und Barriere und verhindert einen direkten Zugang zum Platz des Hundes.

Der Einsatz eines Therapiebegleithundes ist immer mit Schmutz verbunden. Seien es die Haare, seien es Leckerlireste oder Rückstände vom Wassernapf. Da es sich aber um Praxisräume handelt, sollten/müssen diese öfter gereinigt werden. Die Böden sollten deshalb leicht zu reinigen sein. Außerdem sollte der Fußboden nicht glatt sein, damit der Therapiebegleithund beim Einsatz nicht ins Rutschen kommt. Als Alternative kann auch ein rutschfester Teppich oder eine andere rutschfeste Unterlage auf den Boden gelegt werden, wenn der Hund springen oder laufen soll.

Der Hund muss sich natürlich auch lösen können. Dazu muss im Vorfeld überlegt werden, wo dies möglich ist. Ein Platz zum Lösen und Toben sollte in der Nähe sein, damit er schnell zu erreichen ist. Die Nutzung des Platzes und dessen Reinigung muss mit dem Besitzer abgesprochen werden. Ist der Hund längere Zeit in der Einrichtung, muss er Pausen zum Toben haben. Auch für dieses Grundbedürfnis muss im Vorfeld ein Platz gefunden werden.

2.2 Tierschutz und Versicherungsrecht

Vor dem Einsatz muss der Therapiebegleithund dem Veterinär- und Gesundheitsamt schriftlich gemeldet werden. Die Auflagen des Amtes vor Ort sind bindend. Als Grundlage gilt meist die „Tierschutzhundeverordnung" (TierSchHuV).

Des Weiteren sollte sich der Hundeführer im Vorfeld über eine ausreichende Haftpflichtversicherung für den Einsatz eines Hundes in der Therapie erkundigen. Für den Einsatz eines Therapiebegleithundes reicht eine private Tierhalterhaftpflichtversicherung nicht aus. Der Einsatz in Einrichtungen muss durch eine Haftpflichtversicherung abgedeckt werden, in welcher der Einsatz als Therapiebegleithund in der therapeutischen Praxis explizit erwähnt wird. Es gibt nicht viele Versicherungsunternehmen, die in die private Hundehaftpflichtversicherung den Einsatz eines Therapiebegleithundes einschließen. Manche Ausbildungsstätten (z. B. „MITTT") haben Verträge mit Versicherungsunternehmen abgeschlossen, die den Einsatz des Hundes in der privaten Versicherung einschließen. Einfacher ist es, wenn der Hund ins Praxisvermögen gehört und so über die Betriebshaftpflichtversicherung mitversichert ist. Auch hier muss der Einsatz in den Vertrag mit aufgenommen werden. Ob die Einsatztätigkeit des Hundes in der Therapie in der Haftpflichtversicherung abgedeckt ist, sollte beim jeweiligen Versicherungsunternehmen oder bei einem freien Versicherungsmakler erfragt werden.

2.3 Hygienevorschriften

Vor dem Einsatz muss mit dem Arbeitgeber bzw. dem Einrichtungsleiter und den Kollegen offen abgesprochen werden, welche Räume mit dem Therapiebegleithund benutzt/betreten werden dürfen und welche nicht. Als sog. „Tabu-Räume" können z. B. die Küche oder Sozialräume gelten.

Der Hundeführer muss vor und während des Zeitraums des Einsatzes eines Therapiebegleithundes regelmäßig Gesundheitskontrollen des Hundes durchführen lassen. Hierüber gibt es allerdings keine gesetzlichen Regelungen. Der Berufsverband für Therapiebegleithundeteams (TBD e.V.) hat eine Empfehlung in Form eines Hygieneplans herausgegeben (Anhang), nach der alle drei Monate eine Kotprobe analysiert wird und die Hunde in regelmäßigen Abständen (spätesten alle sechs Monate) vom Tierarzt untersucht werden sollen. Dabei stellt der Tierarzt ein Attest aus, welches bescheinigt, dass der Hund frei von – für den Menschen ansteckenden – Krankheiten und auch sonst gesund ist und eingesetzt werden darf. Die Untersuchungsergebnisse müssen in der Einrichtung auf Nachfrage vorgelegt werden können.

Selbstverständlich muss der bereits vorhandene Hygieneplan von Einrichtungen bzw. Praxen eingehalten werden. In vielen Einrichtungen ist sogar eine Erweiterung dieses Hygieneplans um den Einsatz des Therapiebegleithundes nötig. Dazu kann gehören, wie oft die Decke auf dem Hundeplatz gewechselt und gereinigt oder wie oft der Raum zusätzlich gereinigt/ausgefegt werden muss. Welche Handtücher/Tücher können für den Hund benutzt werden? Wie oft werden sie gewechselt und gewaschen? Wer übernimmt die Reinigung und das Waschen? Diese Fragen müssen ebenfalls im Vorfeld mit der Leitung abgesprochen werden.

3 Der Hund und die Ausbildung

3.1 Therapiebegleithund – eine Begriffsklärung

Für den Einsatz eines Therapiebegleithundes ist es wichtig zu wissen, wie der Begriff „Therapiebegleithund" definiert werden kann und wie er sich von anderen, ähnlichen Begrifflichkeiten unterscheidet.

Noch gibt es keine allgemeingültigen Definitionen für die Begriffe „Therapiehund" oder „Therapiebegleithund", „Pädagogikbegleithund" oder „Besuchshund". Daher kommt es immer wieder zu einer Vermischung der verschiedenen Begrifflichkeiten. Die vorgestellten Begriffe setzen sich jedoch immer mehr durch. Jede dieser Einsatzformen für Hunde ist gleichwertig und leistet wichtige Arbeit für die Menschen, für die sie eingesetzt werden. Grundlage dieser Betrachtung ist das „Handbuch der Tiergestützten Intervention" *(Vernooij/Schneider 2010)*.

„Besuchshunde" im Rahmen einer „hundgestützten Aktivität"

Besuchshunde werden in Kindergärten oder Pflegeeinrichtungen eingeladen und besuchen dort einzelne Kinder und Erwachsene oder auch Gruppen. Die Hunde durchlaufen mit ihren Besitzern eine eigene Ausbildung, werden sogar manchmal geprüft.

Ihre Besitzer haben meist keine spezielle therapeutische, medizinische oder pädagogische Ausbildung. Der Besuch des Besuchshundeteams soll gerade die Bewohner von Pflegeeinrichtungen unterhalten und sie aus ihrem manchmal eintönigen Alltag herausholen. Die Zielsetzung dieser Einsätze ist, das Wohlbefinden der besuchten Menschen zu steigern und ggf. die Kommunikation anzuregen. Dieses Ziel ist ein sehr Allgemeines. Deshalb wird die Arbeit des Besuchshundeteams als „unspezifische" Arbeit bezeichnet.

„Pädagogikbegleithunde" im Rahmen einer „hundgestützten Förderung"

Pädagogikbegleithunde haben mit ihren Besitzern eine spezielle Ausbildung durchlaufen und sind von bestimmten Ausbildungsstätten geprüft. Sie werden in Einrichtungen eingesetzt, in denen sie spezielle, pädagogische Arbeit leisten. Die Besitzer der Hunde sind z. B. ausgebildete Pädagogen und Sonderpädagogen, die während des Einsatzes ein bestimmtes, pädagogisches/sonderpädagogisches Ziel verfolgen. Sie wollen im Rahmen eines Förderplanes bestimmte Entwicklungsschritte mit dem Einsatz des Pädagogikbegleithundes unterstützen. Diese Ziele sind konkret umschrieben und überprüfbar. Es handelt sich also um eine „spezifische" Arbeit, die sich an einen bestimmten Menschen oder eine bestimmte, umschriebene Gruppe richtet.

„Therapiebegleithunde" im Rahmen einer „hundgestützten Therapie"

Der Therapiebegleithund hat mit seinem Besitzer eine spezielle Ausbildung und eine spezielle Prüfung absolviert. Er wird ausschließlich von ausgebildeten Therapeuten geführt und im Rahmen der Therapie zur Erreichung eines bestimmten Zieles eingesetzt. Sein Einsatz wird nach einer genauen Anamnese und Diagnostik als „integraler Bestandteil" in den Behandlungsplan integriert. Der Einsatz ist also zielgerichtet im Hinblick auf das spezifische Therapieziel.

Die Arbeit in der „hundgestützten Therapie" setzt also Kenntnisse über die Möglichkeiten des eingesetzten Tieres, des erstrebten Therapiezieles, des Patienten und des Einsatzes voraus. Die Arbeit ist ebenfalls spezifisch auf eine bestimmte Person und ein bestimmtes Ziel ausgerichtet. Der Einsatz und die Erreichung des Zieles werden vom Therapeuten immer wieder im Hinblick auf die Sinnhaftigkeit vor, während und nach der Therapie reflektiert. Die Ziele sind klar umschrieben und überprüfbar. In diesem Buch geht es ausschließlich um eine solche therapeutische Arbeit mit einem Therapiebegleithund.

3.2 Die Auswahl des Hundes

Es gibt keine Hunderasse, die als „Therapiebegleithund" gezüchtet wird. Es gibt zwar Hunderassen, die bevorzugt als Therapiebegleithunde eingesetzt werden, da diese von sich aus gute Voraussetzungen mitbringen. Es können jedoch ebenso Straßenhunde aus Spanien, Ungarn oder Tierheim-Misch-linge zur Ausbildung als Therapiebegleithund geeignet sein.

Bei der Auswahl des Hundes sind an erster Stelle die persönlichen Vor-lieben und Möglichkeiten des Hundehalters/Therapeuten maßgeblich. An-schließend muss geklärt werden, ob der gewählte Hund für die Arbeit als Therapiebegleithund geeignet ist. Ein geeigneter Hund …

- **ist aggressionsfrei gegenüber Menschen.**
  Im Falle einer ungewohnten Situation (z. B. unbeabsichtigtes Zufügen von Schmerz durch einen Tritt auf die Pfote oder das Unterschreiten der individuellen Reizschwelle) darf er nicht zubeißen.
- **geht freudig auf Menschen zu.**
  Der Therapiebegleithund hat ständig mit anderen Menschen zu tun. Er muss lernen, mit vielen verschiedenen Menschen umzugehen. Dabei kann es sich um Kinder, Erwachsene, Menschen mit Behinderung im Rollstuhl oder mit Rollator oder auch Menschen mit einem abnormen Gangbild oder ungewohnten Gerüchen oder Aussehen handeln. All die-sen Menschen muss der Hund freudig begegnen.
- **ist über Futter oder Spiel gut motivierbar.**
  Die Motivierbarkeit ist für die Arbeit des Hundes in der Therapie oder im Erlernen der Kommandos unabdingbar. Mit der Futtergier oder dem Spieltrieb können Hunde viel einfacher dazu gebracht werden, Kom-mandos auszuführen, die sie vielleicht nur ungern machen oder die neu für sie sind.
- **ist intelligent/hat gelernt zu lernen.**
  Im Rahmen der Therapie muss der Hund ständig Neues lernen: Sei es, sich auf neue Situationen einzustellen, neue Kommandos oder ein neues Spiel zu lernen. Damit das klappt, muss der Hund lernen zu lernen und eine gewisse Intelligenz mitbringen.
- **ist selbstbewusst, kann sich aber gut unterordnen.**
  Um den turbulenten Therapiealltag zu verkraften, braucht der Hund eine gesunde Portion Selbstbewusstsein. Lärm und Hektik sollten ihm ebenso wenig ausmachen, wie eine ungewohnte Umgebung oder neue Patienten.

Wichtig ist an dieser Stelle auch, dass der Hund sich unterordnet. Das soll nicht heißen, dass der Hund Angst vor dem Hundeführer hat, sondern, dass er seinen untergeordneten Platz in der Rangfolge kennt. Der Hundeführer muss der Rudelführer sein. Den Platz in der Rangfolge muss der Hund vom ersten Tag kennenlernen, und sie muss vom Hundeführer auch durchgesetzt werden (Kap. 5.3). Hilfen hierzu werden in guten Hundeschulen von qualifizierten Trainern und später auch in der Ausbildung zum Therapiebegleithundeteam gegeben.

- **ist robust.**
  Gerade in der Kindertherapie oder in der Therapie mit Menschen mit Behinderung kommt es gelegentlich vor, dass der Hund aus Unachtsamkeit mal einen Knuff abbekommt oder dass ihm am Fell gezogen wird. Dies muss der Hund aggressionsfrei hinnehmen und tolerieren können. Der Hundeführer sollte solche Unachtsamkeiten vorhersehen und vermeiden können. In der Praxis zeigt sich, dass das nicht immer möglich ist.
- **ist sensibel.**
  Dennoch ist es wünschenswert, dass der Hund sensibel mit dem Patienten umgeht, sich ihm vorsichtig nähert, ihn nicht selbstständig anspringt (es sei denn, er soll), das Leckerli vorsichtig aus der Hand nimmt und sich auf neue Situationen gut einstellen kann.

All diese Eigenschaften klingen nach einem „Wunderhund". Hunde mit solchen Eigenschaften lassen sich tatsächlich leicht finden. Im Zweifel kann der Züchter oder Vorbesitzer nach den Eigenschaften des Hundes gefragt werden. Gute, seriöse Züchter kennen ihre Welpen und können die Wesenszüge der Kleinen sehr gut einschätzen. Diese Züchter geben gerne Auskunft über ihre Zucht und die Welpen und sind auch später noch für Fragen über den Hund offen.

3.3 Der Hund außerhalb der Therapie

Natürlich muss der Therapiebegleithund ein „Privatleben" haben. Die Beschäftigung außerhalb der Therapie muss dem Hund angemessen sein und ihm Spaß machen. Es gibt viele Hundesportarten oder andere Beschäftigungen, die der Hundeführer zum Ausgleich für und mit dem Hund durchführen kann.

Es hat sich gezeigt, dass ausgebildete Hunde gelernt haben zu lernen oder von sich aus Kopfarbeit auch neben der Therapie einfordern. Das Lernenwollen kann der Hundeführer auch außerhalb der Therapie nutzen, um neue Kommandos zu üben oder alte zu verfeinern und weiterzuführen. Natürlich hat der Spaß für das Tier im Vordergrund zu stehen. Darüber hinaus muss der, während des Einsatzes in der Therapie zwangsläufig folgende Bewegungsmangel ausgeglichen werden.

Therapiebegleithunde können sehr gut zwischen Arbeit und Freizeit unterscheiden. Darum kann es sein, dass sie außerhalb des therapeutischen Umfeldes anders auf den Patient reagieren. Ist der Hund „privat" unterwegs, muss er sich wie ein „normaler" Hund benehmen dürfen. Für den Ausgleich des Tieres ist es wichtig, hier eine klare Abgrenzung mit dem Patienten zu kommunizieren. Dennoch gibt es unerwartete Begegnungen mit Patienten außerhalb der Therapie. Es ist die Aufgabe des Hundeführers, die Gründe über ein anderes Verhalten des Hundes zu erklären, sollte der Hund anders als gewohnt reagieren.

3.4 Ausbildungsmöglichkeiten für Hund und Hundeführer

Die Verantwortung für den Hund bedingt ein strukturiertes Herangehen an die Ausbildung. Eine genaue Überprüfung der Ausbildungsstätte im Hinblick auf die theoretischen und praktischen Inhalte, sowie über die Art der Vermittlung ist von entscheidender Bedeutung. Sollte sich während der Ausbildung herausstellen, dass die Inhalte mit den eigenen Wünschen nicht übereinstimmen, so ist ein Wechsel für den Hundeführer meist mit hohen finanziellen Folgen verbunden. Für den Hund ist ein Wechsel schwieriger, denn ein Trainerwechsel zieht immer auch einen personellen Wechsel im Umgang mit dem Hund nach sich. Was bei einem Hundetrainer richtig ist, kann bei einem anderen falsch sein. Der Hund muss dann ein neues Verhaltensmuster lernen. Daher muss ein angehender Therapiehundeführer bei der Wahl der Ausbildungsstätte besondere Sorgfalt walten lassen.

Die Differenzierung der Begrifflichkeiten (Kap. 3.1) kann Ihnen letztlich auch helfen, eine geeignete Ausbildungsstelle für sich und Ihren Hund zu finden. Es gibt viele Ausbildungsstätten, die es sich zur Aufgabe machen, „Therapiehunde" auszubilden. Wenn man z. B. im Internet das Stichwort „Therapiehundeausbildung" eingibt, so werden viele Ausbildungsstellen angeboten. Bei genauerer Ansicht des Angebotes stellt sich die Ausbildung „Therapiehund" als Ausbildung zum „Besuchshund" heraus. Die für die unspezifische Arbeit ausgebildeten „Besuchshundeteams" sind jedoch in der therapeutischen oder pädagogischen Arbeit überfordert. Dies gilt sowohl für den Hund, als auch für den Hundeführer. Daher sollten Sie Ausbildungsstätten wählen, die sich auf die Ausbildung von Therapiebegleithunden und Pädagogikbegleithunden spezialisiert haben.

Die folgenden Punkte können als Hilfestellung herangezogen werden, um das für den Hund und den Hundeführer individuell passende Ausbildungsprofil zu ermitteln und Prioritäten zu setzen.

Was sollte der Ausbildungsbetrieb leisten?

Folgende Ausbildungskriterien sollte eine Ausbildungsstätte bieten:

- **Die Ausbildungsstätte bietet Ausbildungen nur für einen geschlossenen Personenkreis an.**
  Es sollten z.B. nur bestimmte Berufsgruppen ausgebildet werden (medizinische Heilberufe, Ärzte, Pädagogen …). Dann kann davon ausgegangen werden, dass das Ausbildungsziel tatsächlich die Ausbildung zum „Therapiebegleithundeteam" ist (Kap. 3.1).
- **Die Ausbilder verfügen sowohl über sehr gute Erfahrungen im Bereich der Hundeausbildung, als auch über viel Fachwissen über die Arbeit der auszubildenden Zielgruppen.**
  In der Ausbildung sollen beide, Hund und Hundehalter, ausgebildet werden. Dazu muss das erforderliche Fachwissen in der Ausbildung und Beurteilung des Hundes vorhanden sein, sowie auch fundiertes Fachwissen aus den verschiedenen Einsatzbereichen und Einsatzmöglichkeiten der teilnehmenden Zielgruppen. Daher sollten genügend Ausbilder eingesetzt werden, welche die verschiedenen Bereiche qualifiziert abdecken können.
- **Die Ausbildungsstätte verfügt über ein bewährtes, umfangreiches, zielorientiertes Ausbildungskonzept.**
  Aufgrund der umfangreichen Theorie und Praxis wird eine gute Ausbildungsstätte nach einem gut gegliederten und bewährten Konzept ausbilden, in dem viele verschiedene Aspekte der tiergestützten Therapie im Allgemeinen und der hundgestützten Therapie im Speziellen angeboten werden. Natürlich gehört auch eine Eignungsprüfung zu Beginn der Ausbildung dazu, die sowohl die Eignung des Hundes, als auch des

Hundehalters abprüft. Einige der Ausbildungsstätten bieten die Möglichkeit der Vergabe von Fortbildungspunkten für die Ausbildung an. Doch obwohl die Punkte nach den Vergabekriterien zu Recht vergeben werden können, werden sie nicht von allen Krankenkassen anerkannt.

- **In der Ausbildung muss Theorie und Praxis genügend Raum gegeben werden.**

Der Einsatz eines Hundes in der Therapie ist vielschichtig und setzt die Vermittlung umfangreichen Hintergrundwissens voraus. Auf der anderen Seite nützt das theoretisch erworbene Wissen nicht viel, wenn es nicht therapie- und vor allem nicht tierorientiert umgesetzt wird. Hier meint „tierorientiert", dass die praktischen Inhalten zu dem individuellen Hund in der Ausbildung passen müssen. Aus diesem Grund wird ein guter Ausbilder die Umsetzung in die Praxis begleiten, das zukünftige Therapiebegleithundeteam beobachten und gegebenenfalls korrigierend eingreifen, indem hilfreiche Anregungen gegeben werden.

Daneben sollte zwischen den einzelnen Modulen genügend Zeit bleiben, um das erworbene Wissen in der Praxis zu erproben. Eine gute Ausbildungsstätte sollte ein Interesse daran haben, die in der Praxisphase aufkommenden Fragen zu beantworten. Folgen die einzelnen Module zu dicht aufeinander, verlagern sich die offenen Fragen auf die Zeit nach der Ausbildung. Die Beantwortung dieser Fragen ist dann nicht mehr so einfach möglich.

Hat also der Hundeführer ausreichend Gelegenheit zur Erprobung und kann er im folgenden Modul ungeklärte Fragen stellen, so wirkt sich das unmittelbar auf die Qualität der Ausbildung aus. Gleichzeitig verschafft die Pause dem Ausbilder ein Bild über die Lern- und Weiterentwicklungsfähigkeiten des Teams.

- **Die Abschlussprüfung sollte zielorientiert konzipiert sein.**

In der Prüfung wird die Eignung von Hund, Hundeführer und beiden als Team unter Beweis gestellt. Die Prüfung sollte zwei bis drei Teile umfassen: einen theoretischen, einen praktischen Teil und einen Teil aus der praktischen Arbeit als Team. So kann sich der Ausbilder einen Überblick verschaffen, ob die theoretischen Inhalte verstanden wurden, ob der Hund geeignet ist, ob das Team gut zusammenarbeitet und ob auch die Umsetzung in den Therapiealltag erfolgt ist.

- **Das Ausbildungskonzept der Ausbildungsstätte sollte regelmäßige Nachprüfungen und Angebote zur Weiterbildung beinhalten.**

Hunde, aber auch Hundehalter entwickeln sich weiter. Erlebnisse aus dem Therapiealltag und dem Leben außerhalb der Praxis wirken sich auf die weitere Arbeit aus. Mit der Pflicht zur Nachprüfung bietet die Ausbildungsstelle dem Team eine Gelegenheit, ihre nachhaltige Qualifikation nachzuweisen. Die Wiederholung der Gehorsams- und Wesenstests ermöglicht ein objektives Urteil über Zustand und anhaltende Zuverlässigkeit des Hundes. Die immer wiederkehrende Prüfungsbescheinigung hat darüber hinaus auch eine positive Außenwirkung.

- **Die Anzahl der Teams in den Praxisseminaren sind auf einen kleinen Kreis begrenzt.**
  Mehr als sechs bis zehn Mensch-Hunde-Teams sollten an den Praxisseminaren nicht teilnehmen, damit der Ausbilder für alle Teams genügend Zeit hat. So können alle Teilnehmer viel lernen, und der Ausbilder kann sich von allen ein gutes Urteil bilden. Ein anderer Aspekt ist, dass eine kleine Gruppe für die Hunde und somit auch für die Hundehalter mit weniger Stress verbunden ist.

Wann sollte mit der Ausbildung begonnen werden?

Die Ausbildung des Hundes sollte möglichst schon im Welpenalter beginnen (Kap. 5.3). Dafür empfiehlt es sich, dass sich der Halter frühzeitig mit der Theorie vertraut macht, da hier viel Hintergrundwissen z. B. über die Erziehung des Hundes und seine Körpersprache vermittelt wird. Dieses Wissen kann in die Erziehung des Hundes einfließen. Wann mit der praktischen Ausbildung in den Ausbildungsstätten begonnen werden kann, ist mit der Ausbildungsstelle abzuklären.

Wie hoch ist der Zeitaufwand für die Ausbildung?

Diese Frage lässt sich pauschal nicht beantworten. Es hängt ab von der Lernfähigkeit des Hundes und der Anzahl der Kommandos, die ein Hund können soll. Es empfiehlt sich, bei jedem Spaziergang und auch während des Tages die Übungen zu wiederholen und neue zu beginnen und zu trainieren. Als Belohnung kann von Anfang an das tägliche Futter während des Trainings verfüttert werden. Dies hat auch den Vorteil, dass der Hund sehr schnell eine feste Bindung zum Hundeführer aufbaut, weil dieser über die Ressource „Futter" verfügt. Hunde erkennen denjenigen als Hundeführer an, der über die wichtigen und zumeist überlebenswichtigen Mittel verfügt.

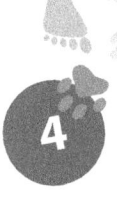

4 Einfluss des Therapie-begleithundes auf die Sprachtherapie

4.1 Einfluss des Therapiebegleithundes auf das Lernen

Wird der Therapiebegleithund in der Therapie eingesetzt, so arbeitet ein Therapeut immer ganzheitlich. Es werden in der Therapie nicht nur die sprachlichen Kompetenzen, sondern auch eine Vielzahl anderer Kompetenzen gefördert.

Um zu zeigen, an welcher Stelle der Hund in der Lernkette wirkt, soll hier erklärt werden, wie ganzheitlich gelernt wird. Als Erklärung dafür dient das „Modulationsmodell" von Wilburger, das das Beziehungsgeflecht einzelner Faktoren darstellt und beschreibt, wie das Lernen neuer Fähigkeiten ablaufen kann (Abb. 2).

Zum besseren Verständnis des Modells werden zunächst einige Begrifflichkeiten aus dem Modell erklärt.

„Sensomotorisch-perzeptive Verarbeitung"

Um in den Kontakt mit der Außenwelt zu treten und darin zu lernen, bedarf es der Sinneswahrnehmung. Die verschiedenen Sinne können in zwei verschiedene Sinnesarten, die Fernsinne und die Nahsinne eingeteilt werden. Zu den Fernsinnen gehört das Sehen, Riechen und Hören. Zu den Nahsinnen gehören der Gleichgewichtssinn und die Tiefensensibilität. Nachdem wir einen Reiz der Umwelt bewusst oder unbewusst wahrgenommen haben, werden diese im Gehirn weiterverarbeitet und dort nach „wichtig" und

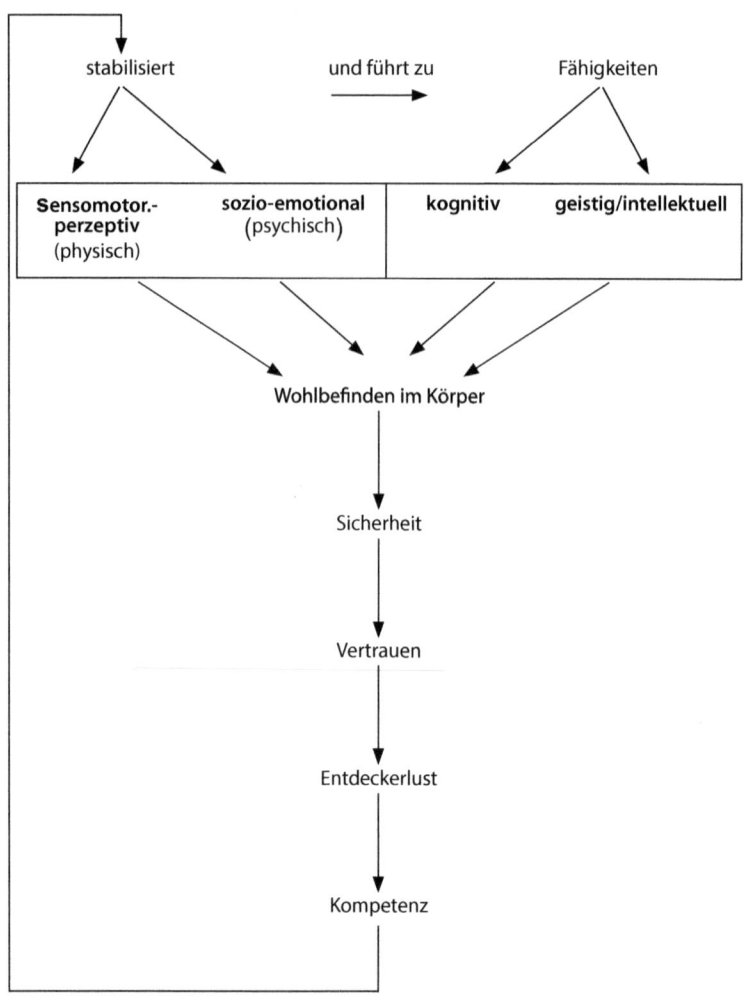

Abb. 2: Modulationsmodell nach Wilburger zur Auswirkung physischer und psychischer Erlebnisse auf das Lernen (Huck 2008)

„unwichtig" vorsortiert (*Zimmer 2001*). Nur die als „wichtig" eingeordneten Reize werden weiterverarbeitet und gelangen so in unser Bewusstsein, also in die bewusste Wahrnehmung der Umwelt.

Nach der Wahrnehmung und unbewussten Verarbeitung im Gehirn folgt die Reaktion des Körpers, z. B. kann der Körper auf das Ertasten des Hundefells mit einem Wohl- oder Glücksgefühl reagieren. Durch die Wahrnehmung und die Reaktion des Körpers auf den Reiz wird eine neue Erfahrung im Gedächtnis abgelegt, die in ähnlichen Situationen wieder abgerufen werden kann. So entsteht eine Kettenreaktion von Wahrnehmung und Antwort des Körpers. Auf diese Weise lernt der Körper z.B., sich sicher zu bewegen.

„Sozio-emotionale Fähigkeiten"

Zu den sozio-emotionalen Fähigkeiten gehören u. a. (in Anlehnung an *Huck 2008*):

- Aufbau von Vertrauen: in sich und in den Therapeuten,
- Aufbau von Selbstwertgefühl und Selbstbewusstsein,
- Eingestehen und Überwinden von Ängsten,
- Kontaktaufnahme und Einstellen auf den Partner,
- Entwickeln und Fördern kooperativen Verhaltens.

„Kognition"

„Kognition ist ein allgemeiner Begriff für alle Formen des Wissens und Denkens. […] Zur Kognition gehören sowohl Inhalte als auch Prozesse. Die Inhalte der Kognition beziehen sich darauf, was man weiß – Begriffe, Fakten, Aussagen, Regeln und Gedächtnisinhalte […]. Kognitive Prozesse beziehen sich darauf, wie man diese geistigen Inhalte repräsentiert – sodass man die Welt um sich herum interpretieren kann und kreative Lösungen findet, um die Anforderungen des Lebens zu bewältigen" (*Gerrig 2016, 286*).

Daraus folgt, dass kognitive Fähigkeiten den Verlauf der Therapie beeinflussen und durch die Therapie beeinflusst werden. Durch eine gute Kognition kann Gelerntes besser verarbeitet werden. Mithilfe einer Habitualisierung der neu gelernten Fähigkeiten können die Einstellung, Wünsche und Absichten positiv verändert werden. Anders herum kann eine negative Einstellung einen negativen Einfluss auf das Lernverhalten des Patienten haben.
Zu den kognitiven Fähigkeiten gehören u. a.:

- Aufmerksamkeit,
- Konzentration,
- Merkfähigkeit, Gedächtnis sowie
- Sprachverständnis.

„Geistige/Intellektuelle Fähigkeiten"

Die Begriffe „geistig" und „intellektuell" sind wissenschaftlich nur schwer zu definieren. Die intellektuellen Fähigkeiten könnten so definiert werden, dass das Handeln vom Verstand her beeinflusst wird. Eine positive Beschreibung von Geistiger Fähigkeit gibt es kaum. Darum sei hier die Definition der WHO zur „Geistigen Behinderung" zitiert:

„Geistige Behinderung bedeutet eine signifikant verringerte Fähigkeit, neue oder komplexe Informationen zu verstehen und neue Fähigkeiten zu erlernen und anzuwenden (beeinträchtigte Intelligenz). Dadurch verringert sich die Fähigkeit, ein unabhängiges Leben zu führen (beeinträchtigte soziale Kompetenz). Dieser Prozess beginnt vor dem Erwachsenenalter und hat dauerhafte Auswirkungen auf die Entwicklung" (WHO o. J.).

Daraus folgt, dass die geistigen Fähigkeiten gebraucht werden, um komplexe Informationen zu verstehen und neue Fähigkeiten zu erlernen und anzuwenden.

Alle beschriebenen Faktoren beeinflussen sich gegenseitig. Dieser Wechselwirkung wird der ganzheitliche Ansatz, wie er in der hundgestützten Therapie durchgeführt wird, gerecht.

An dieser Stelle soll anhand eines Beispiels gezeigt werden, wie das Lernen gehemmt werden kann, wenn der Kreislauf an einer Stelle negativ beeinflusst wird.

Fall-beispiel

Negativer Lern-Kreislauf
Das Kind ist sich unsicher beim Erlernen eines neuen Lautes. Es hat bisher nur Misserfolge erlebt und möchte nicht mehr weiter üben.
Während solch eines negativen Kreislaufes kann folgendes passieren:

- Sensorisch-perzeptive Unsicherheit; es weiß nicht, wie es den Laut bilden soll.
- Die sozio-emotionalen Fähigkeiten sind unsicher; durch die Misserfolge ist es in seinem Selbstbewusstsein geschwächt
- Kein Wohlbefinden im Körper; das Kind fühlt sich schlecht, weil es keinen Erfolg hat.
- Unsicherheit im Umgang mit der Aufgabe; es weiß nicht, wie es die Zunge und die Lippen formen soll, um den Laut artikulieren zu können.

- Mangelndes Vertrauen in sich und seine Möglichkeiten; es traut sich nicht mehr, einen Versuch zu starten.
- Keine Entdeckerlust/Vermeideverhalten; es verweigert die Mitarbeit.
- Kein Erlangen neuer Kompetenzen; der neue Laut wird nicht erlernt.
- Die kognitive/geistige Fähigkeit wird nicht gefördert; es findet keine Erweiterung der kommunikativen Fähigkeiten statt.

Um dem Patienten zu helfen, aus diesem negativen Kreislauf heraus zu kommen, kann ein Therapiebegleithund eingesetzt werden. Wie sich dieser auf die Therapie auswirkt, zeigt Abb. 3.

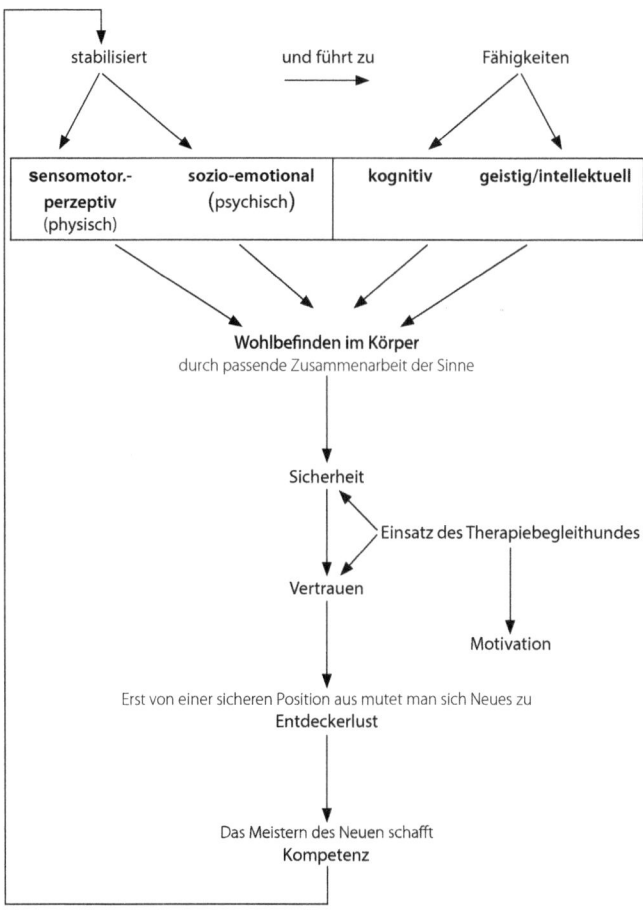

Abb. 3: Modifiziertes Modulationsmodell nach Petermann (o.J.) zum Einfluss des Hundes auf das Lernen

Fall-beispiel

Positiver Lern-Kreislauf unter Einsatz eines Therapiebegleithundes

Ein Kind hat große Schwierigkeiten, einen bestimmten Laut zu bilden. Wegen der vielen Fehlversuche hat es bereits ein ausgeprägtes Störungsbewusstsein entwickelt und verweigert die Mitarbeit, wenn es um die Erarbeitung dieses Ziellautes geht. Der Therapeut bietet ihm an, dem Hund für jeden Versuch ein Leckerli zu geben. Auch, wenn der Laut vielleicht noch nicht gelingt. Das Kind beginnt und gibt dem Hund das erste Leckerli. Der Hund nimmt dies begeistert und schaut das Kind erwartungsvoll an. Das Kind fühlt sich vom Hund angespornt, weitere Leckerlis zu geben und übt weiter. Das Lob des Therapeuten tut dann das Übrige zum Gelingen der Anbahnung. Was ist passiert?

- Das Vertrauen in sich und seine Möglichkeiten steigt durch die zunehmende Motivation (nämlich das Geben von Leckerlis), die gestellte Aufgabe durchzuführen.
- Die Entdeckerlust steigt mit zunehmendem Vertrauen in die eigenen Fähigkeiten. Das Kind merkt, dass es den Laut sehr wohl bilden kann.
- Das Kind erlangt neue Kompetenzen durch das Ausprobieren und Entdecken neuer Fähigkeiten. Es versucht immer wieder den Laut zu bilden, auch indem es andere Möglichkeiten der Lautbildung ausprobiert.
- Die kognitive/geistige Fähigkeit wird durch die Erweiterung des neuen Lautes gefördert und erweitert.
- Sensorisch-perzeptive Fähigkeiten werden erweitert, denn der neue Laut setzt neue sensorische Reize im Mundraum.
- Die sozio-emotionalen Fähigkeiten werden sicherer, da durch den neuen Laut die Verständlichkeit und damit die Kommunikationsfähigkeit erhöht werden. Dadurch können Emotionen besser verbalisiert werden.
- Das Wohlbefinden im Körper steigt durch den Erfolg der Übung und das Lob des Therapeuten. Das Wohlbefinden erhöht sich auch deshalb, weil das Kind das Gefühl hat, dem Hund etwas Gutes getan zu haben, in dem es den Hund gefüttert hat.
- Die Unsicherheit bei der Durchführung der gestellten Aufgabe sinkt.

Durch den Einsatz des Hundes hat das Kind seine Versagensängste überwunden, experimentiert mit seinen neuen Fähigkeiten und hat Spaß am Lernen. Die sensorisch-perzeptiven und sozio-emotionalen Fähigkeiten verlieren ihre Unsicherheiten, das Wohlbefinden im Körper nimmt zu.

Wie und warum der Hund an dieser Stelle wirkt, ist bisher noch nicht erforscht. Aus meiner Praxis kann ich bestätigen, dass der Hund motivierend wirkt und die Patienten (Kinder und Erwachsene) viel leistungsbereiter sind und sich viel besser auf Neues einlassen können. Ein Grund dafür könnte sein, dass der Einsatz eines Hundes immer ganzheitlich, also auf alle Fern- und Nahsinne wirkt. Die vielen Sinneseindrücke, die in der hundgestützten Therapie auf den Patienten einwirken, lassen die Inhalte wahrscheinlich intensiver, tiefer und nachhaltiger im Gehirn verankern.

4.2 Wirkungen des Therapiebegleithundes auf den Patienten

Der Therapiebegleithund beeinflusst das Befinden des Patienten auf unterschiedliche Weise. Diese Wirkungen sind meist subtil und werden nicht bewusst wahrnehmbar. Einige dieser, vom Patienten unbewusst wahrnehmbaren Einflussfaktoren sind hier beschrieben.

Der Hund hat keine Vorurteile, er wertet nicht
Patienten, die aufgrund ihrer sprachlichen oder sonstigen Defizite oft frustrierende Erlebnisse im Kontakt mit Mitmenschen erlebt haben, werden vom Hund ohne Vorurteile angenommen und begrüßt. Ihm sind Herkunft, Kleidung, Sprache usw. gleichgültig.

Der Hund motiviert
Erfahrungsgemäß zeigen Patienten eine größere Leistungsbereitschaft, wenn sie die Aufgabe nicht bloß „für sich", sondern „für den Hund" lösen. Die Bereitschaft, sich auf vermeintlich „schwierige" Aufgaben einzulassen, ist ungleich größer, wenn die Patienten für ihre Leistung beispielsweise Leckerli für den Hund bekommen. Gerade bei Patienten, die bereits sehr lange in Therapie sind und deren Motivation stark abgenommen hat, kann durch den Einsatz eines Hundes ein deutlicher Motivationsschub beobachtet werden. Sich wiederholende Übungen werden „dem Hund zuliebe" wieder aufgenommen.

Siemons-Lühring (2011, 63) hat den Einfluss von Therapiebegleithunden auf die Motivation und die Lernkompetenz von Kindern in der Sprachübungstherapie untersucht und kam zu dem Ergebnis, dass „… sich der Einsatz eines Therapiebegleithundes signifikant positiv auf die Fehlerquote und die Konzentration auswirkt." Dies begründet der Autor damit, dass der Hund auf die Kinder motivierend wirkt und so die Leistungsbereitschaft steigert (Abb. 4).

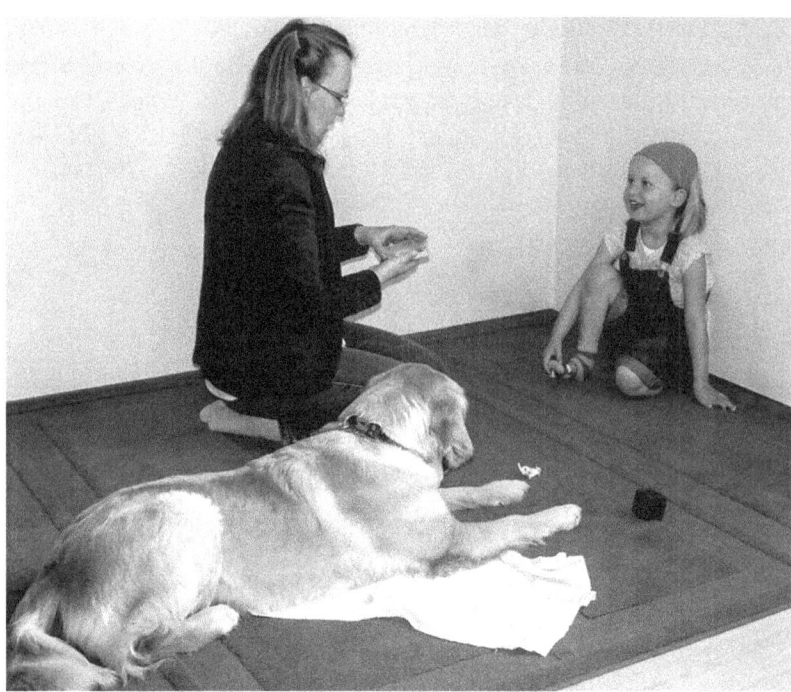

Abb. 4: Motiviert wartet Stephanie auf die nächste Übung

Der Hund steht in der Hierarchie ganz unten

In der „Rangfolge" stehen normalerweise Kinder an unterster Stelle und müssen den Erwachsenen folgen. Dies ändert sich, wenn der Hund in die Therapie eingebunden ist. Dann sind die Kinder diejenigen, die auch mal Kommandos geben, Aufgaben verteilen oder Einfluss auf ein anderes Lebewesen nehmen dürfen und sollen. So lernen sie, dass sie mit ihrem Sprechen etwas bewegen können.

Der Hund macht Fehler

Fehler zu machen, ist für manche Patienten ein Problem. Gerade, wenn das Sprechen schwierig ist und die Patienten im häuslichen Umfeld ständig korrigiert werden, folgt unweigerlich der Frust. Fehler zu machen, kann somit zu einem erhöhten Störungsbewusstsein führen. Erleben sie in der Therapie, dass auch der Hund Fehler macht und dies keine „schlimmen Folgen" hat, kann sich das Störungsbewusstsein der Patienten relativieren. Sie gehen dann mit ihren Fehlern gelassener um. Manchmal erleben sie auch, dass Fehler sogar Spaß machen können. Ein falsch ausgeführter Befehl wird dann manchmal sooft wiederholt, bis der Hund richtig reagiert. Dass dabei die gewünschte Zielstruktur unbewusst sehr oft wiederholt wird, merkt der Patient dabei meist nicht.

Der Hund kann körperliche Bedürfnisse zum Teil befriedigen
Jeder Mensch hat das Bedürfnis nach körperlicher Nähe und Wärme. Er möchte nicht nur eine angenehme Berührung erhalten, sondern sie auch geben. Für Kinder, die aus welchem Grund auch immer nur eingeschränkt körperliche Nähe erfahren haben, für Menschen, die von ihrem Partner alleingelassen wurden oder Patienten, die vereinsamt in einer Pflegeeinrichtung leben, ist oft das Streicheln eines Hundes sehr wohltuend.

Bei schwierigen Gesprächen in der Therapie wirkt das Streicheln des Hundes positiv auf den Verlauf des Gesprächs. Unsichere Patienten oder Patienten mit einem hohen Störungsbewusstsein erhalten durch das Streicheln sehr oft einen gewissen Rückhalt, sodass diese Gespräche für die Patienten angenehmer werden.

Manche Patienten haben es sich zur Gewohnheit gemacht, zunächst Fithe zu streicheln, bevor die Therapie losgehen kann. Dieses Ritual lasse ich gerne zu.

Der Hund bewahrt Geheimnisse
Es gibt immer wieder Situationen, in denen Patienten mit keinem Menschen ihre Sorgen teilen können oder wollen. Gerade Kinder erzählen dann gerne Fithe von ihren Nöten, weil sie wissen, dass Fithe sie nie weitererzählen wird. Meist ist dann schon das Eis gebrochen. Ist das Geheimnis einmal in Worte gefasst, wird es oft doch noch einem weiteren Menschen erzählt.

Manche Kinder machen sich einen Spaß daraus, Fithe etwas zu erzählen, das ich nicht wissen soll (Abb. 5). Sie genießen es, dass ich etwas nicht weiß.

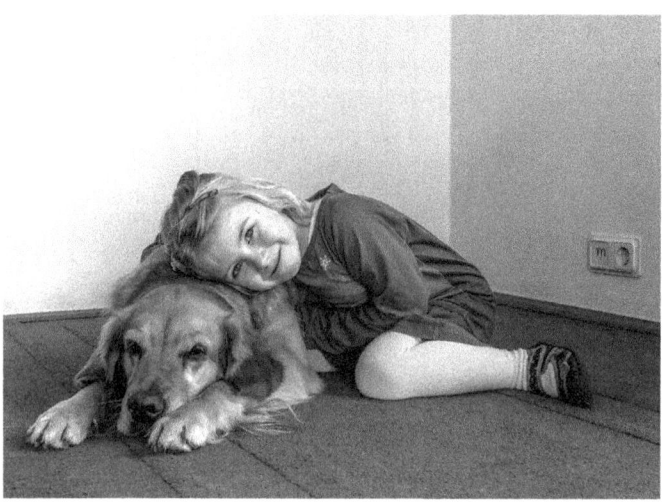

Abb. 5: Katharina erzählt Finja ein Geheimnis

Mit dem Hund zu arbeiten, macht mutig

Fithe ist ein sehr großer Hund. Darum ist es nicht verwunderlich, dass manch ein Patient zunächst ein wenig Angst vor ihm hat. Haben die Patienten diese Angst überwunden (Kap. 5.2) und den Hund zu führen gelernt, sind sie sehr stolz auf sich. Mutig erteilen sie Fithe im Rahmen der Therapie Kommandos und überwinden so leichter ihre Sprechangst. Natürlich ist dieser Effekt auch bei kleinen Hunden wie z. B. bei Finja zu beobachten.

Die Arbeit mit dem Hund strukturiert

Durch die Arbeit mit dem Hund kann man sehr leicht gut überschaubare Strukturen in die Therapie einbauen. Der Einsatz eines Hundes bietet die Möglichkeit, die Häufigkeit von Übungen an eine bestimmte Menge der Leckerlis zu knüpfen. So kann man sagen, dass sich jeder fünf Leckerlis nimmt und dann nach jeder Durchführung der Übung (z. B. S-Silben o. ä.) dem Hund ein Leckerli geben darf. Sind die Leckerlis alle verfüttert, so ist die Übung beendet. Diese einfache Strukturierungshilfe ist gerade bei Therapien mit ADHS-Kindern oder im Bereich der Sensorischen Integration eine sehr nützliche Hilfe.

Mit dem Hund arbeiten macht glücklich

Beim Kontakt mit dem Hund werden Wohlfühlhormone wie Dopamin, Endorphin, Prolaktin und Oxythocin gebildet, die den Stresshormonen entgegenwirken. So ist es möglich, dass negative Gefühle, die den Körper oder die Psyche stark unter Stress setzen, gemindert oder ausgeschaltet werden können (*Penkowa 2014*).

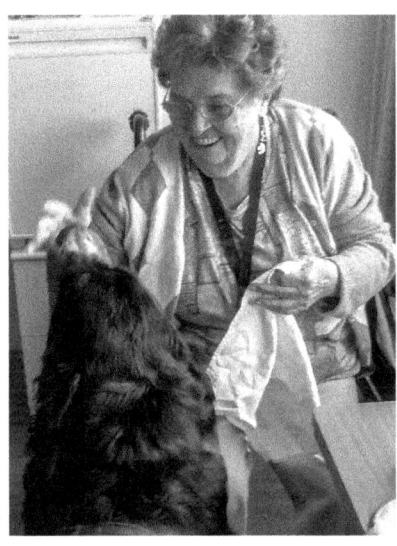

Abb. 6: Frau Kiefer freut sich auf die Arbeit mit Fithe. Für sie ist der Besuch von Fithe der Höhepunkt der Woche im Pflegeheim.

5 Der Hund in der Sprachtherapie

5.1 Wann kann ich den Hund einsetzen? Wann besser nicht?

Grundsätzlich kann jeder Hund, der bestimmte Voraussetzungen erfüllt, in der hundgestützten Therapie eingesetzt werden (Kap. 3.2). Es gibt aber ein paar Überlegungen, die vor dem Einsatz zu bedenken sind. Dazu gehören u. a. die bereits erwähnten räumlichen Voraussetzungen sowie die tierrechtlichen, versicherungsrechtlichen und gesetzlichen Vorschriften (Kap. 2). Diese Voraussetzungen gilt es im Vorfeld abzuklären und einzuhalten.

Daneben gibt es aber auch Anforderungen an den Therapeuten, die Therapie, den Patienten und den Hund, über die sich der Therapeut, der einen Hund einsetzen will, Gedanken machen sollte und die vor und während jeder Therapie im Auge behalten werden sollten.

Gründe für den Einsatz eines Therapiebegleithundes

Es gibt einige Voraussetzungen, die den Einstieg und die Arbeit mit einem Hund in der Therapie sehr günstig beeinflussen, nämlich immer dann, wenn …

- der Patient Hunde im Allgemeinen oder den eingesetzten Hund im Speziellen sehr gerne mag (die Eingewöhnung des Patienten in die hundgestützte Logopädie [Kap. 5.2] dauert dann nicht lange, sodass die Arbeit mit dem Hund sehr schnell in die Therapie integriert werden kann).
- der Patient neugierig und offen in die Therapie kommt.
- der Hund sehr motiviert ist und gerne mitarbeitet.

- der Therapeut gute Ideen hat, wie der Hund eingesetzt werden kann.
- die vorherige Therapieeinheit mit dem Hund sehr erfolgreich war und sich der Patient, der Therapeut und auch der Hund auf ein Wiedersehen und eine neue Zusammenarbeit freuen.
- es bereits gute Fortschritte gegeben hat.

Gedanken vor und während jeder hundgestützten Therapie

Gedanken zur Therapie
Ist der Einsatz in dieser Therapie sinnvoll? Meistens ist es so, dass Therapieziele schneller und motivierender unter Einsatz eines Hundes erreicht werden können. Dazu gibt es unzählige Beispiele (Kap. 6 und 7). Allerdings gibt es daneben durchaus Therapieinhalte, die mit einem Hund nicht durchführbar sind oder bei denen der Einsatz nicht sinnvoll ist, z. B. bei der Dysphagie-Therapie, wenn es um absolute Sauberkeit geht. Weitere Einschränkungen sind im Kap. 5.1 „Gründe, die einem Einsatz entgegensprechen" beschrieben.

Lenkt der Einsatz des Hundes vom eigentlichen Therapieziel ab? Die Ablenkung, die durch den Einsatz eines Therapiebegleithundes erfolgen kann, muss nicht immer negativ zu bewerten sein. Gerade beim Erreichen von schwierigen Therapiezielen kann eine Ablenkung dazu dienen, die Therapiesituation zu entspannen. Soll sich der Patient jedoch auf einen bestimmten Inhalt (z. B. das Merken von Items oder bei der Durchführung von Tests) konzentrieren und der Hund läuft ständig im Raum herum, so kann das Herumlaufen als störend empfunden werden. Dann muss der Hund auf „seinen Platz" geschickt oder aus dem Raum in einen anderen Raum gebracht werden. An anderer Stelle kann der Einsatz des Hundes den Inhalt der Therapiehandlung zu komplex werden lassen. Dies kann dann der Fall sein, wenn bei sehr jungen Patienten das Belohnungsfüttern des Hundes während des Spieles erfolgt. In diesem Falle muss der Therapeut ganz flexibel die Regeln ändern, damit die Therapieinhalte für den Patienten angemessen vermittelt werden können.

Dauert die Therapie mit Hund länger als ohne Hund? Wenn der Hund eingesetzt werden soll, kann die Erreichung eines speziellen Therapiezieles mehr Zeit in Anspruch nehmen, da das Ausführen von Kommandos durch den Hund und die anschließende Belohnung durch den Patienten mehr Zeit beansprucht. Diese Tatsache muss bei der Therapieplanung am jeweiligen Tag berücksichtigt werden. Die Gesamttherapiedauer verkürzt sich jedoch durch den Einsatz eines Therapiebegleithundes, weil der Hund die Therapie positiv beeinflusst (Kap. 4).

Gedanken zum Patienten

Möchte der Patient an diesem Tag überhaupt mit dem Hund arbeiten? Das ist fast immer der Fall. Die Patienten sind meist enttäuscht, wenn der Hund nicht da ist. In seltenen Fällen kann es sein, dass der Patient nicht mit dem Hund arbeiten möchte, wenn er sich an diesem Tag bspw. unwohl fühlt. Manchmal sind Vorfälle aus dem privaten Bereich des Patienten so wichtig, dass die Arbeit mit dem Hund in den Hintergrund rücken muss. Auf solche Befindlichkeiten muss der Therapeut eingehen und seine Therapieinhalte, ohne die Mitwirkung des Hundes, durchführen.

Ist der Patient heute in der Lage, mit einem Hund zu arbeiten? Meistens freuen sich die Patienten, wenn der Hund im Raum ist und mitarbeitet. Es gibt aber auch Tage, an denen der Patient nicht in der Lage ist, mit dem Hund zu arbeiten. Dies ist der Fall, wenn der Patient zu überschwänglich und/oder respektlos dem Hund gegenüber ist. Die Aufgabe des Therapeuten in seiner Rolle als Hundeführer muss darin bestehen, den Hund an diesem Tag vor dem Patienten zu schützen, indem der Hund auf „seinem Platz"(Kap. 2.1) liegen bleibt oder nicht im Raum ist.

Ist der Patient an diesem Tag mit dem Einsatz des Hundes überfordert? Es gibt Patienten, z.B. mit psychischen Erkrankungen, die tagesformabhängig mit dem Einsatz des Hundes überfordert sein können. In diesem Fall reicht es den Patienten oft aus, dass der Hund einfach im Raum anwesend ist und sie nicht mit dem Hund agieren. Darauf muss der Therapeut Rücksicht nehmen und den Hund an diesem Tag nicht einsetzen.

Gedanken zum Hund

Ist der Hund vielleicht heute zu müde für den Einsatz? Der Hund sollte in einer Therapieeinheit nicht länger als ca. 20 Minuten eingesetzt werden, um auf Dauer nicht überfordert zu werden. Die angegebene Zeit, in der sich der Hund konzentrieren kann, ist von Tier zu Tier unterschiedlich. Trotzdem muss bedacht werden, dass der Arbeitstag des Hundes sehr lang sein kann und er unbedingt Pausen braucht. Zu beachten ist auch, dass ein Hund sehr viel Schlaf benötigt. Dies gilt besonders, wenn ein Welpe eingesetzt wird. Hier empfiehlt es sich, einen Kennel (Transportbox) in den Raum zu stellen, in den sich der Welpe zurückziehen und schlafen kann. Für die Patienten ist es wichtig zu lernen, dass ein Hund, der schläft, nicht gestreichelt, gerufen oder angefasst wird. Auch das Akzeptieren, dass „sein Platz" ein absoluter Taburaum ist, ist zum Schutz des Hundes wichtig.

Zeigt der Hund Anzeichen von Überforderung? Zeigt der Hund sogenannte „Calming Signals" (Kap. 5.3), so muss der „Hundeführer" darauf eingehen, damit der Hund sich wieder wohl fühlen kann. Dies kann geschehen, indem der „Hundeführer" die gerade durchgeführte Therapiesequenz spontan so verändert, dass der Hund keine oder nur noch eine geringe Rolle spielt.

Zeigt der Hund Unwohlsein in Gegenwart des Patienten? Vermeidet er z. B. Körperkontakt oder die Nähe des Patienten? Dieses Verhalten kommt selten vor. Sollte es jedoch zu beobachten sein, so muss darauf Rücksicht genommen werden, indem der Hund, wenn er eingesetzt werden soll, nur „passiv" eingesetzt wird (Kap. 6 und 7).

Zeigt der Hund plötzlich Krankheitssymptome? Fängt der Hund an, vermehrt zu hecheln, wird er plötzlich sehr unruhig oder zeigt andere Symptome, die auf eine Krankheit hindeuten können, so muss der Einsatz des Hundes abgebrochen werden. Der Hundeführer sollte sich im Vorfeld überlegen, wie er in einem solchen Fall verfahren kann. Eine Möglichkeit wäre, den Hund abholen zu lassen.

Alle diese Gedanken muss sich der Therapeut ständig vor und während des Einsatzes machen, damit die Therapie reibungslos verlaufen kann. Andernfalls wird u. U. das Therapieziel nicht erreicht oder Patient bzw. Hund sind überfordert.

Gründe, die einem Einsatz entgegensprechen

● **Der Patient hat eine Abneigung gegen Hunde.**
  Seien es schlechte Erfahrungen aus der Kinderzeit oder dem Patienten fehlt einfach das Interesse an Hunden, so muss auf den Wunsch des Patienten Rücksicht genommen werden. Ein Patient, der nicht mit dem Hund arbeiten möchte, sollte auch nicht mit ihm arbeiten müssen. Hier ist Feingefühl gefordert. Sollte diese Abneigung sehr tief sein, so wäre eine Therapie, in der ständig ein Hund anwesend ist, kontraproduktiv.

● **Der Patient hat eine echte Hundephobie.**
  Ziel der Logopädie darf es nicht sein, eine Hundephobie zu heilen. Für die Bewältigung einer echten Phobie reicht die Ausbildung als Sprachtherapeut nicht aus. Bei einer echten Phobie wird der Patient nicht mit dem Hund arbeiten können. Der Einsatz ist dann auf keinen Fall sinnvoll. Anders sieht es aus, wenn der Patient aufgrund einer leichten Angst vor Hunden für einen Versuch der Annäherung trotzdem offen ist. Diese Angst bekommt man in der Regel gut in den Griff, wenn der Hund langsam eingeführt wird (Kap. 5.2).

● **Der Patient hat eine Allergie gegen Hunde.**
  Auch dann ist der Einsatz nicht möglich. Es ist daher wichtig, schon bei

der Anmeldung zu einer Therapie auf die Anwesenheit des Hundes hinzuweisen und nach einer möglichen Allergie gegen Hunde zu fragen. Wenn der Hund jeden Therapieraum betreten darf, ist auch zu überlegen, ob die Therapie eines Allergikers in der Praxis überhaupt durchgeführt werden kann.

- **Der Patient hat dauerhaft offene Wunden.**
Dabei kann es sich um offene Liegestellen bei bettlägerigen Patienten, um Hautkrankheiten o. ä. handeln. Meist haben diese Patienten noch andere Erkrankungen, die das Immunsystem negativ beeinflussen können. Wenn dann noch ein Keim vom Hund in die Wunde eintritt, kann dies unvorhersehbare Folgen haben. Von daher ist auch hier der Einsatz kontraproduktiv. Sollte dies trotzdem erwünscht sein, dann nur nach Einholung einer schriftlichen Einverständniserklärung des behandelnden Arztes. Schürfwunden von Kindern oder andere kleinere Verletzungen spielen dabei kaum eine Rolle. Hier reichen die üblichen Hygienemaßnahmen (nicht ablecken lassen, Hände hinterher waschen etc.) aus. Die Wunde selbst sollte jedoch abgedeckt werden.

- **Der Hund ist krank.**
Wie bereits in Kap. 2 beschrieben, sollte der Hund spätestens alle drei Monate auf Parasiten und alle sechs Monate auf seinen allgemeinen Gesundheitszustand untersucht werden. Ist er dabei oder dazwischen auffällig, darf er erst wieder eingesetzt werden, wenn der Tierarzt seine Gesundheit bescheinigt hat.

Es gibt Krankheiten, wie Darmparasiten, die auch für den Menschen gefährlich werden können. Dazu gehören z. B. die Giardien, die zu heftigen Durchfällen führen können. Hier muss der Therapeut sehr aufpassen und den Hundekot regelmäßig untersuchen lassen. Sollte bei einem Patienten plötzlich eine solche Erkrankung auftreten, ist es von Vorteil, wenn man die Gesundheit des eingesetzten Hundes nachweisen kann.

Vor Beginn der Therapie muss abgeklärt werden, ob eine der beschriebenen Bedingungen zutrifft. Sollte dies der Fall sein, so muss überlegt werden, wie die Therapie durchgeführt werden kann. Die Sinnhaftigkeit oder Durchführbarkeit der Therapie kann schon beim Erstkontakt am Telefon mit dem Patienten besprochen werden. Gerade wenn es für den Hund keinen Ausweichraum gibt, in den der Hund für die Therapiedauer gehen kann, ist das problematisch. Ein noch größeres Problem kann es für Allergiker geben, wenn es in der Praxis keinen hundefreien Raum gibt. In diesen Fällen bleibt meist nur, die Therapie abzulehnen und den Patienten an andere Praxen zu verweisen.

5.2 Wie führe ich den Hund bei den Patienten ein?

Um die hundgestützte Therapie erfolgreich durchführen zu können, muss man sich als Therapeut im Vorfeld Gedanken dazu machen, wie der Hund in die Therapie und bei dem Patienten eingeführt werden soll.

Es hat sich als sehr wichtig herausgestellt, dass der Patient den Hund erst einmal in aller Ruhe und aus einer gewissen Distanz kennenlernen kann. Jeder Patient braucht Zeit, um sich auf den Hund einstellen zu können. Selbst ein Patient, der Hunde kennt oder vielleicht selber Hunde hat, benötigt Zeit, um sich auf *diesen* Hund einzustellen. Für Patienten, die schon im Vorfeld gesagt haben, dass sie ein wenig Angst vor Hunden haben, ist diese Zeit des Abschätzens und Kennenlernens sehr wichtig. Andersherum habe ich festgestellt, dass auch meine Hunde ein wenig Zeit brauchen, sich auf ihr neues Gegenüber einzustellen.

Einführung des Hundes über mehrere Ebenen

Wenn man einen Hund in der Sprachtherapie sollte man mehrere Ebenen beachten: Die Informationsebene, die Beobachtungsebene, die Kontaktebene, die Ebene der Selbstaktivität und die Ebene der komplexen Aktion (*Vernooij/Schneider 2010*).

1. Informationsebene
Diese Ebene beginnt bereits beim ersten Telefonat, in dem auf die Anwesenheit und den Einsatz eines Therapiebegleithundes hingewiesen wird. An dieser Stelle muss bereits abgeklärt werden, ob der zukünftige Patient Angst vor dem Hund hat, ob eine Allergie vorliegt oder ob der Patient vielleicht schon Erfahrung im Umgang mit einem Hund hat. Beim ersten Besuch im Wartezimmer der Praxis muss/sollte der Hund noch gar nicht anwesend sein. Hier können aber Bilder, Bilderbücher oder Ähnliches ausliegen, die einen ersten Eindruck vom Hund vermitteln.

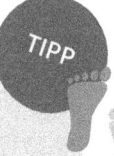

Basteln Sie Bilderbücher mit Fotos Ihres Hundes. Die neuen Patienten können sich dadurch bereits im Wartezimmer ein erstes Bild von dem Hund und der Therapie machen.

2. Beobachtungsebene

Beim ersten Besuch in der Praxis geht es zunächst darum, sich kennen-zulernen. Darum ist der Hund noch nicht im Mittelpunkt des Geschehens. Er liegt am besten auf „seinem Platz" (Kap. 2.1) und wird von allen Anwesenden nur wahrgenommen oder es wird über ihn gesprochen. Für den Therapeu-ten ist es wichtig, Informationen über den Patienten zu bekommen und zu beobachten, wie sich der Patient in Gegenwart des Hundes verhält: zeigt er Neugier, Freude oder Angst? Alle diese Erkenntnisse sind in die Therapiepla-nung einzubeziehen.

3. Kontaktebene

Auf dieser Ebene wird der Hund in das Geschehen der Therapie miteinge-bunden. Dies kann so aussehen, dass in einem Therapieteil um Leckerlis ge-spielt wird, die dann am Ende verfüttert werden (Kap. 6 und 7/Übungen mit „passivem" Hund). Der Hund kann auch gestreichelt werden, oder der Pati-ent kann auf seine Weise mit dem Hund Kontakt aufnehmen (Abb. 7). Es können auch schon kleine Interaktionen stattfinden, indem z. B. die Leckerlis bei einer Übung zum Hund geworfen werden. Diese Ebene dient dem Ver-trauensaufbau. Der Patient soll den Hund besser kennenlernen und auch erfahren, wie mit dem Hund umgegangen werden soll. Außerdem können hier Vergleiche zwischen dem Hund und dem Menschen gemacht werden (z. B. Vergleich Hand zu Pfote, wie fühlt sich das Fell an? Wo ist es lang oder kurz etc.). Für manche Kinder kann es wichtig sein, dass die Therapie mit einem Ritual beginnt.

> **Fall-beispiel**
>
> In der ersten Therapieeinheit hat sich Halil (Name wurde geändert) gewünscht, Fithe zu streicheln. Der Therapeut geht mit ihm zum Hund und erklärt ihm, wie er den Hund streicheln kann.
> Ergebnis: Halil hat keine Berührungsängste Fithe gegenüber. Darum kann die Beobachtungsebene sehr schnell beendet und die Kontaktebene begon-nen werden. Schon in der ersten Therapieeinheit sucht er Körperkontakt zu Fithe, indem er ihn streichelt.

4. Ebene der Selbstaktivität

Hier wird der Hund bereits direkt in der Therapie eingesetzt. Der Hund wür-felt, wird gebürstet und macht alles, was er in der Therapie machen soll. Der Patient sollte keine Scheu mehr vor dem Hund haben und sich immer mehr Kommandos angeeignet haben, die der Hund kennt. Er sollte schon eine

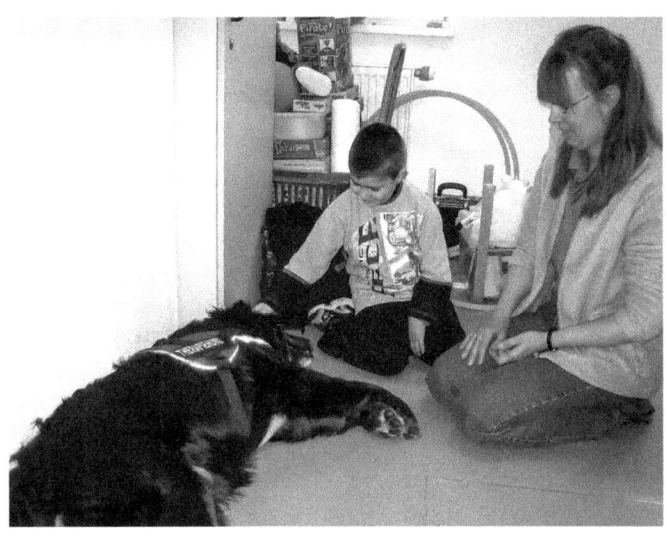

Abb. 7: Halil nimmt in Gegenwart der Therapeutin Kontakt zu Fithe auf

gewisse Sicherheit im Umgang mit dem Hund und auch Vertrauen in dessen Fähigkeiten haben. Der Therapeut bestimmt den Ablauf und die Inhalte der Therapie und lenkt die Aktionen, während der Patient Ideen einbringen kann, wie der Hund in den sprachtherapeutischen Inhalt integriert wird.

5. Ebene der komplexen Aktionen
Auf dieser Ebene kann der Patient die Leitung über den Einsatz des Hundes übernehmen. Er kann z. B. einen Parcours für den Hund entwerfen oder er kann sich zu einem bestimmten Thema selbst Übungen ausdenken, bei denen der Hund eingesetzt werden soll. Der Patient ist absolut sicher im Umgang mit dem Hund, kennt dessen Grenzen und kann die Führung übernehmen. Der Therapeut hat nicht mehr in erster Linie die führende Rolle, sondern eher die des Mitspielers. Natürlich behält der Therapeut die Verantwortung über das Geschehen und muss jederzeit eingreifen können. Der Patient bekommt aber das Gefühl, die Führungsrolle zu übernehmen.

Im Laufe der Therapieeinheiten müssen die Ebenen in chronologischer Reihenfolge durchlaufen werden. In welcher Geschwindigkeit dies geschieht und ob tatsächlich alle Ebenen erreicht werden, hängt vom Patienten ab. Es macht aber keinen Sinn, einen Patienten, der den Hund nicht kennt, mit der letzten Ebene zu konfrontieren. Dies führt zu einer Überforderung des Patienten und möglicherweise auch des Hundes.

Es ist durchaus möglich, dass die erste und zweite Ebene bereits beim ersten Zusammentreffen von Hund und Patient erreicht werden. Dies ist vor allem dann der Fall, wenn der Patient bereits hundeerfahren ist. So kann es sein, dass der Patient darum bittet, den Hund streicheln zu dürfen. Diese Art der Kontaktaufnahme ist natürlich ein guter Einstieg in eine hundgestützte Therapie. Ungeduldige „Jetzt-geh-doch-mal-zu-dem-Hund"-Eltern drängen gelegentlich ihr Kind. Wenn das Kind mit dem Hund allerdings noch keinen Kontakt aufnehmen möchte, muss es dies nicht tun. Das sollte den Kindern und auch den Eltern zu Beginn der Therapie deutlich gemacht werden.

Wichtig bei der Arbeit mit einem ausgebildeten Hund ist der Hinweis an den Patienten und ggf. an die Eltern, dass sie das, was sie mit dem Hund in der Therapie machen, nicht mit jedem Hund auf der Straße machen können. Gerade bei der Arbeit mit Kindern ist es immer wieder erforderlich, den richtigen Umgang mit Hunden zu üben, damit es außerhalb der Therapie keine unangenehmen Überraschungen gibt.

Umgang mit der Angst vor dem Hund

Wenn in diesem Kapitel von „Angst" die Rede ist, so ist damit nicht gemeint, dass der Patient eine Hundephobie hat, sondern, dass er ein mehr oder weniger großes Unwohlsein oder normale Angst in der Gegenwart eines Hundes verspürt. Sollte durch einen Aktenvermerk im Vorfeld schon bekannt sein, dass der Patient Angst vor dem Hund hat, wird der Hund auf „seinen Platz" gelegt und angeleint (z. B. an einem Haken in der Wand). Dort bleibt er liegen, und dem Patienten wird gesagt, dass der Hund dort so lange angeleint liegen wird, bis er – der Patient – dem Therapeuten die Erlaubnis gibt, dass der Hund sich frei im Raum bewegen darf. So hat der Patient, egal welchen Alters, das Gefühl, er werde mit seiner Angst ernst genommen und müsse keine Furcht vor der nächsten Therapiestunde haben. Er weiß dann, dass der Hund auf „seinem Platz" liegen bleiben und ihn in Ruhe lassen wird. Außerdem wird dem Patienten gesagt, dass er selbst das Tempo vorgibt, wie und wann der Hund eingesetzt wird.

In der nächsten Therapieeinheit wird um Leckerlis gespielt. Am Ende der Therapieeinheit werden diese dann über eine „Leckerlirutsche" (Kap. 8) an den Hund verfüttert, ohne den Abstand zu verringern. Die Leckerlirutsche lehnt dabei am Tisch und reicht so bis zum Hund. So ist der erste Schritt des Auf-den-Hund-Zugehens bereits getan. Die Distanz zum Hund wird dann – vom Patienten aus bestimmt – kontinuierlich verringert.

Ein nächster Schritt wäre, dass sich der Therapeut zusammen mit dem

Patienten auf den Boden, also in Augenhöhe des Hundes, begibt und den Hund von dort aus über die Leckerlirutsche füttert. Danach kann man die Rutsche weglassen und die Leckerlis direkt zum Hund schießen oder schieben. Den Abstand zum Hund kann man in Absprache mit dem Patienten langsam immer mehr verringern.

Hat der Patient schon soweit Vertrauen gefasst, kann der Therapeut dem Patienten anbieten, den Hund gemeinsam zu streicheln. Der Therapeut setzt sich am besten an den Kopf und der Patient an den Rücken des Hundes. Für den Fall, dass sich der Hund behaglich auf den Rücken drehen möchte, bekommt der Hund das Kommando „schlafen" (Kap. 5.4), damit er ruhig auf der Seite liegen bleibt. Bis zu diesem Schritt sollte der Hund immer angeleint auf „seinem Platz" liegen. Ist dieser Schritt geschafft, ist das Eis meistens gebrochen. Dann wird der Patient gefragt, ob sich der Hund frei im Raum bewegen darf. Die Antwort, egal wie sie ausfällt, muss unbedingt akzeptiert werden. Sollte die Antwort „nein" lauten, wird der Patient in der nächsten Therapieeinheit erneut gefragt. Bei diesen Patienten ist immer darauf zu achten, dass der Hund mit genügend Weitsicht eingesetzt wird. Selbst wenn der Patient zum Hund Vertrauen gefasst hat und sich sicher in seiner Gegenwart fühlt, kann es tagesformabhängig immer zu Rückschritten kommen. Von daher ist es wichtig, das Verhalten des Patienten gegenüber dem Hund vor jedem Einsatz genau zu beobachten. Andernfalls kann das aufgebaute Vertrauen schnell wieder zerstört sein. Das Tempo der Annäherung an den Hund bestimmt also ganz allein der Patient.

5.3 Lernentwicklung und Körpersprache des Hundes

In diesem Kapitel geht es nicht nur darum, wie ein Hund lernt, sondern auch, welche Entwicklungsschritte er durchläuft. Um einem Hund etwas zu vermitteln, muss man sich ein wenig mit der Entwicklung des Hundes beschäftigen und auch mit der Kommunikation der Hunde untereinander. Dieses Wissen kann man sich zu Nutze machen, um dem Hund zu zeigen, was er tun soll. Andernfalls kann es zu Missverständnissen auf beiden Seiten kommen und damit auch zu Frust und Demotivation. Da Hund und Hundeführer sehr lange Spaß an der Arbeit haben sollen, ist es ebenfalls wichtig, sich mit dem Lernen und dem Lernvermögen eines Hundes auszukennen.

Die Entwicklung des Hundes

Der Hund durchläuft, ähnlich wie der Mensch, im Laufe seines Lebens mehrere Entwicklungsstufen. Um den Hund beim Lernen nicht zu überfordern, ist es wichtig, sich klar zu machen, in welcher Phase sich der Hund gerade befindet. Wie beim Menschen lassen sich diese Schritte nur pauschal wiedergeben. Für den einzelnen Hund können die Zeitangaben abweichen. Die Größe der Hunde spielt hierbei ebenfalls eine wichtige Rolle. So verläuft die Entwicklung eines großen Hundes meist langsamer als bei kleinen Hunden. Die nun folgende Beschreibung der einzelnen Entwicklungsphasen ist in Anlehnung an das Ausbildungsskript des MITTT entstanden (*Huck 2008*):

Vegetative oder neonatale Phase (0.–2. Lebenswoche): Diese Entwicklungsstufe beschreibt die Zeit direkt nach der Geburt. Die Welpen sind blind und taub und vollkommen von der Mutter abhängig. Sie sind hauptsächlich mit Saugen, Schlafen, Wachsen und Ausscheiden beschäftigt. Ihr „Handeln" wird zum größten Teil vom Such- und Saugreflex bestimmt.

Übergangsphase (ca. 2.–3. Lebenswoche): In dieser Entwicklungsphase öffnen sich Augen und Ohren. Das Sehen beschränkt sich jedoch auf das Erkennen von Hell und Dunkel und auf Bewegungen. Geräusche nimmt der Welpe zwar wahr, er kann jedoch noch nicht lokalisieren, woher sie kommen. In dieser Phase kommt der Schreckreflex hinzu, der dafür sorgt, dass der Welpe, wenn er sich erschreckt, Schutz bei seiner Mutter oder in seiner Höhle sucht.

Die Bewegungen des Welpen werden langsam besser und geschickter, die Schlafphasen verkürzen sich und er beginnt sich selbstständig zu lösen.

In dieser Phase beginnen die Welpen, mit den Artgenossen Kontakt aufzunehmen, und erste Spiele oder Raufereien sind zu beobachten.

Prägephase (ca. 3.–8. Lebenswoche): In dieser Zeit wird der Hund in Interaktion mit seiner Umwelt geprägt. Er lernt den Menschen als Teil seiner Welt kennen und akzeptieren. Außerdem entwickeln sich jetzt die Außenreize: Motorik, Sensorik, Mimik, Köpersprache, Olfaktorik, das Hören, die Stimme und der Sozialinstinkt. Ab diesem Zeitpunkt fängt der Welpe an, seine Umwelt aktiv zu untersuchen und Erfahrungen zu sammeln. Sein Handeln ist aber meistens noch instinktgeprägt.

Sozialisierungsphase (ca. 8.–16. Lebenswoche): Dies ist die Phase, in der der Welpe anfängt zu lernen. Die Fähigkeiten der Prägephase werden weiter verfeinert und bewusster wahrgenommen. Für den Welpen ist es in dieser Zeit wichtig, dass er alles kennenlernt, was ihm in seinem späteren Leben begegnen wird. Das, was er in dieser Zeit kennenlernt, wird er dann als „normal" erachten. Dazu kann gehören, dass er Rollstuhlfahrer, Menschen mit ungewöhnlichem Gangbild, Menschen mit abnormen Bewegungen, Menschen mit Gehhilfen o. ä. kennenlernt (Abb. 8).

Wenn der Hund in einer Einrichtung mit vielen Kindern oder Erwachsenen arbeiten soll, so sollte er diesen Personenkreis in dieser Entwicklungszeit kennenlernen. Natürlich muss stets auf sein Schlafbedürfnis Rücksicht genommen werden, und der Hund muss vor Überforderung geschützt werden. Der Hund darf nur kurz in die Einrichtung mitkommen und muss dort noch nichts leisten.

Dies ist die Zeit, in der der Welpe seine neue Familie kennenlernt und dort viele neue Erfahrungen macht. In der Familie fängt die Erziehung an. Dem Welpen sollte von Anfang an gezeigt werden, welche Regeln in der Familie gelten: in welche Zimmer er darf, ob er auf das Sofa darf, was er annagen darf und was nicht … Diese Regeln gilt es vor dem Einzug des Welpen in der Familie zu besprechen und konsequent durchzusetzen. Außerdem können in dieser Zeit schon Kommandos wie „Sitz", „Platz" und „Nimm's Dir" geübt werden (Kap. 5.4). Auch das Üben des Alleinbleibens kann bereits in dieser Phase beginnen.

Für einen artgerechten Umgang mit anderen Hunden ist es sehr wichtig, dass der Welpe das Zusammensein mit anderen Hunden erlernt. Es liegt zwar im Instinkt der Welpen, Unterwürfigkeitssignale zu zeigen, das Erkennen von z. B. Drohgebärden und die adäquate Reaktion darauf muss er sich jedoch im Spiel mit älteren Hunden abschauen. In dieser Zeit wird der Grundstock der Lernfähigkeit für das gesamte spätere Leben gelegt. Der Hund wird nie wieder so leicht lernen, wie in dieser Phase. Doch trotz aller Begeisterung des Welpen für das Lernen und das Erobern der Umgebung muss beachtet werden, dass der Welpe noch ein sehr großes Schlaf- und Ruhebedürfnis hat und nicht überfordert werden darf.

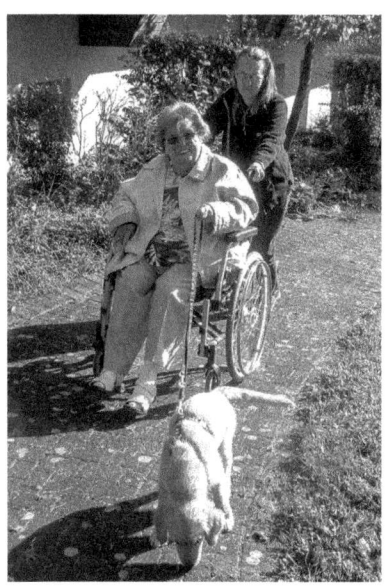

Abb. 8: Finja lernt das Laufen neben Faru Kiefer im Rollstuhl

Rangordnungs- und Rudelordnungsphase (ca. 13. Lebenswoche – 7. Lebensmonat): In dieser Zeit beginnt der Welpe, die Rangordnung innerhalb seines Rudels zu „erkämpfen". Er stellt seine bisherige Stellung in Frage und versucht seinen endgültigen Platz im Rudel zu finden. Später muss er dann lernen, dass auch andere Menschen (z. B. der Tierarzt) ihm gegenüber dominant auftreten dürfen und er sich unterzuordnen hat. Dies gilt auch für andere Menschen, die in sein Rudel kommen und gehen. Sein Rudel ist also erweiterbar. Neue Rudelmitglieder, so muss er erfahren, stellen jedoch keine Gefahr dar, sondern gehören einfach dazu.

In dieser Zeit kann der Hund bereits öfter in der Therapie mitarbeiten, wenn auch nur immer kurz. Er hat schon viele Kommandos kennengelernt und kann aktiv oder passiv eingesetzt werden.

Pubertät (ca. 7.–14. Lebensmonat): Der Hund kommt in die Geschlechtsreife. Nun werden die Rangkämpfe innerhalb des Rudels stark zunehmen, da nur der Ranghöchste sich fortpflanzen darf. Im Instinkt der Hunde liegt es, der Rudelführer zu werden. Der Hundeführer muss nun mit viel Konsequenz die Dominanz im Rudel behalten. Die Grenzen, die in der Welpenzeit eingeführt wurden, scheinen beim Hund in „Vergessenheit" geraten zu sein und müssen nun wieder eingefordert und durchgesetzt werden.

Der Hund scheint in dieser Zeit nie Kommandos gehört oder befolgt zu haben. Vieles, was der Hund vorher konnte (wie z. B. das Abrufen), klappt auf einmal nicht mehr. Hier hilft dann nur, den Hund wieder an die Schleppleine zu nehmen und damit zu führen. Trotz allen Dominanzverhaltens des Hundes und der konsequenten Einforderung des Hundehalters, darf sich der Hundehalter nicht auf Machtkämpfe mit dem Hund einlassen oder mit Gewalt reagieren. Der Hund hat im Zweifel mehr Kraft als der Hundehalter. Darum ist es wichtig, bereits in der Sozialisierungsphase den Hund konsequent zu erziehen und auf Einhaltung der Regeln zu bestehen. Dann kommen der Hund und der Hundeführer gut durch diese turbulente Phase.

Soziale Reife (mit Abschluss der Pubertät): In dieser Phase beginnt der Hund (mehr oder weniger stark) sein Territorium zu verteidigen. Sollte er sich in seinem Rudel nicht untergeordnet haben, kann das Territorialverhalten sehr dominant sein. Der Hund kann beginnen, sich mit anderen Hunden ernsthaft zu beißen, die in sein Gebiet eingedrungen sind. Dieses Verhalten lässt sich am Besten im Vorfeld verhindern, indem der Hund seinen untergeordneten Platz im Rudel kennen und akzeptieren lernt.

Auf der anderen Seite ist der Hund nun erwachsen und wird ruhiger. Er beginnt immer mehr seine Rolle im Rudel zu akzeptieren und stellt sie nur noch selten in Frage. In der Therapie sind nun viele Dinge bekannt, und er bekommt immer mehr Routine in seiner Arbeit.

Vier Lernmöglichkeiten des Hundes

Für die Ausbildung eines Hundes gibt es vier grundsätzlich verschiedene Vorgehensweisen, die an dieser Stelle vorgestellt werden. Zwei davon dienen dem Verhaltensaufbau (der Bestärkung darin, ein bestimmtes Verhalten zu zeigen), zwei dem Verhaltensabbau (der Strafe, wenn ein bestimmtes unerwünschtes Verhalten auftritt). Es gibt aber nur eine Vorgehensweise, die in der Ausbildung durchgeführt werden darf, damit der Hund freudig mitarbeitet.

Im späteren Teil dieses Kapitels, in dem beschrieben wird, wie dem Hund die Kommandos beigebracht werden können (Kap. 5.4 und 5.5), wurde nur nach dieser Lernmethode gearbeitet, nämlich die der „Positiven Bestärkung" (in Anlehnung an *Huck 2008*).

„Positive Bestärkung"

Sie dient dem Verhaltensaufbau: d. h. das Verhalten, das der Hund zeigt, wird bestärkt und der Hund dazu motiviert, es wieder zu zeigen. Dazu wird dem Hund direkt, wenn er das gewünschte Verhalten zeigt, etwas Positives hinzufügt.

> *Fall-beispiel*
>
> Der Hund bekommt das Kommando „Pfötchen!" und der Hund gibt seine Pfote. **Sofort** bekommt er ein Leckerli, eine Streicheleinheit oder was der Hund sonst als angenehm empfindet. So verknüpft er mit dem Kommando etwas Positives, denn er bekommt etwas Positives (ein Leckerli o. ä.) dafür. Die Belohnung muss innerhalb von höchstens zwei Sekunden erfolgen, damit der Hund die Verknüpfung zum ausgeführten Kommando noch herstellen kann.
> Nach dieser positiven Verknüpfung wird er dieses Kommando gerne wieder ausführen. Diese positive Bestärkung muss zunächst häufig hinzugefügt werden. Ist das Kommando sicher verknüpft, kann die positive Verstärkung auch reduziert werden. Sie sollte aber nie ganz weggenommen werden.

Eine andere Möglichkeit der positiven Bestärkung ist das „Klickern". Dabei wird dem Hund beigebracht, dass der Klick die positive Bestärkung ist.

„Negative Bestärkung"

Sie dient dem Verhaltensaufbau: d. h. der Hund soll das gewünschte Verhalten beibehalten. Die negative Bestärkung heißt, dass dem Hund etwas Unangenehmes weggenommen wird.

> *Fallbeispiel*
>
> Der Hund soll „Fuß" gehen, zieht aber in der Leine. Durch einen zusätzlichen Ruck an der Leine läuft der Hund neben dem Hundeführer. Die Folge davon ist, dass der unangenehme Zug am Hals sofort nachlässt. Das Unangenehme, nämlich der Zug am Hals, wurde vom Hund weggenommen.

„Positive Strafe"

Diese Methode dient dem Verhaltensabbau; d. h. der Hund soll ein gezeigtes Verhalten nicht mehr zeigen. „Positive Strafe" heißt, dass dem Hund etwas Unangenehmes hinzugefügt wird.

> *Fallbeispiel*
>
> Der Hund zieht an der Leine und der Hundeführer schreit ihn an. Der Hund wird dieses Verhalten zu vermeiden suchen. Durch das Schreien fügt der Hundeführer dem Hund etwas Unangenehmes zu.

„Negative Strafe"

Diese Methode dient dem Verhaltensabbau: d. h. der Hund soll ein gezeigtes Verhalten nicht mehr zeigen. Unter „Negativer Strafe" ist das Wegnehmen von etwas Angenehmem gemeint.

> *Fallbeispiel*
>
> Der Hund gibt ein Wurfspielzeug nicht mehr her. Der Hundeführer ignoriert den Hund und geht weg. Das Angenehme (hier das Spiel) wird weggenommen, indem es abgebrochen wird. Der Hund wird nun versuchen, dieses Fehlverhalten nicht mehr zu zeigen.
> Auf diese sanfte, aber für den Hund durchaus verständliche Weise können Sie Fehlverhalten gut abbauen.

Die Körpersprache des Hundes

In diesem Kapitel werden die Aspekte der Körpersprache eines Hundes dargestellt, die für den Einsatz eines Hundes in der Therapie von Bedeutung sind.

Die vom Hund ausgesendeten Signale lassen erkennen, wie es dem Hund geht, ob er motiviert, müde, entspannt, nervös, überfordert oder zum Spielen aufgelegt ist. Es ist also für den Hundeführer wichtig zu wissen, in welcher Stimmung der Hund ist, damit die Therapie für alle Beteiligten ein Erfolg wird.

Bei der Betrachtung der Körpersprache müssen der Hund als Ganzes sowie bestimmte Körperteile beobachtet werden. Dazu gehören der Kopf (die Ohren, die Schnauze und die Mimik), die Vorderläufe, der Rücken und die Rute. Die Stellung dieser Körperteile und die Geräusche, die manchmal dazu gemacht werden, bilden zusammen die Körpersprache. Wenn Hunde miteinander kommunizieren, werden die Gesten des Körpers so schnell oder fein ausgeführt, dass sie von den Menschen manchmal übersehen oder missverstanden werden. Einige Signale der Hunde sind noch nicht sicher gedeutet worden. Die Forschung auf dem Gebiet der Hunde und der Wölfe zu deren besseren Verständnis wird kontinuierlich fortgeführt. Hier sollen nur die wichtigsten und eindeutigen Signale und körpersprachlichen Merkmale aufgezeigt werden (*Gruzel o. J.*)

Anzeichen für einen entspannten, gelassenen Hund (Abb. 9):

- Körperhaltung insgesamt: frei und locker
- Ohrenstellung: locker, stehend oder hängend, offen
- Blick: ruhig, stabil
- Nasenrücken: glatt
- Lefzen/Gebiss: geschlossen/nicht zu sehen
- Rute: (relativ) abwärts

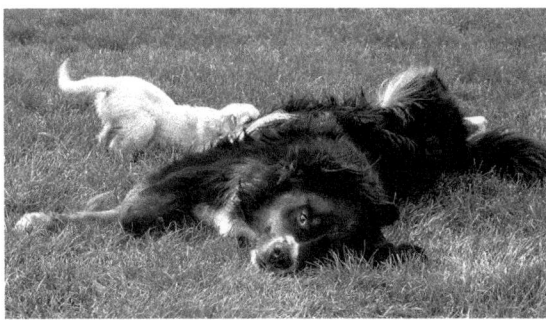

Abb. 9: Fithe zeigt eine entspannte Haltung

Anzeichen für einen aufmerksamen Hund (Abb. 10):

- Körperhaltung: erwartungsvoll, angespannt
- Ohrenstellung: nach vorn, offen
- Blick: offen, neugierig, meist zielgerichtet
- Kopfhaltung: angehoben
- Rute: (relativ) hochgetragen

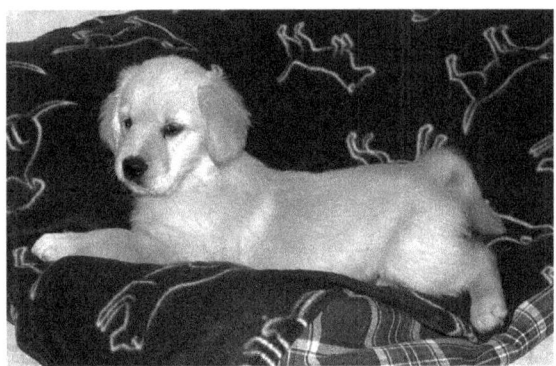

Abb. 10: Finjas Körperhaltung zeigt Aufmerksamkeit

Anzeichen für einen motivierten Hund (Abb. 11):

- Körperhaltung: erwartungsvoll angespannt
- Ohren: nach vorn
- Blick: offen und aufmerksam
- Lefzen/Gebiss: „offen" nach hinten hochgezogen

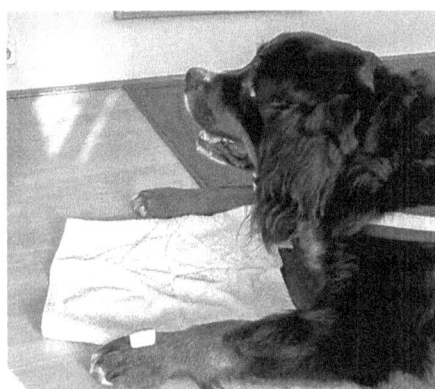

Abb. 11: Fithe wartet hoch-
motiviert auf das nächste
Kommando

Anzeichen für einen überforderten Hund/ „Calming signals" (Beruhigungs- oder Beschwichtigungssignale):

- Körperhaltung: gedrückt, abtauchend, verspannt
- Ohren: nach hinten und unten, eng anliegend
- Blick: flackernd, blinzeln, scheinbar ohne Ziel, abwendend
- Sonstige Anzeichen: häufiges Gähnen, unruhiges Verhalten, wirkt nervös, Lecken der Lefzen, verlangsamte Bewegungen, evtl. auch häufiges Kratzen, jammern oder weinen

Mit diesen Gesten versucht sich der Hund selbst zu beruhigen, um seinen Stress abzubauen. Zeigt der Hund diese Signale sehr deutlich, so kann das auch ein Hinweis darauf sein, dass sich der Hund sehr unwohl fühlt oder krank ist.

Anzeichen für einen müden Hund (Abb. 12):

- Körperhaltung: wirkt kraftlos, legt sich hin
- Blick: Augen werden kleiner, blicken ins Leere
- Atmung: wird regelmäßig und tiefer
- Ohren: werden hängen gelassen

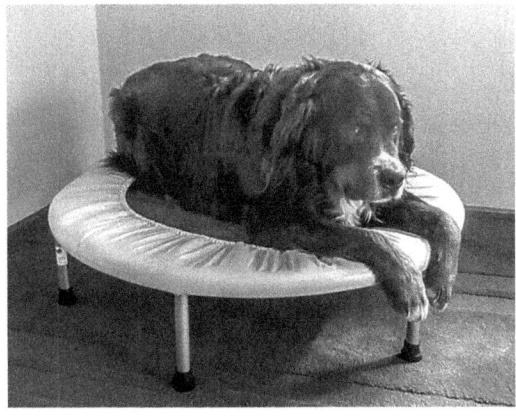

Abb. 12: Fithe liegt müde auf dem Trampolin

5.4 Was muss der Hund in der Praxis können und warum?

Im Rahmen der Therapie gibt es einige Fertigkeiten, die ein Hund unbedingt können muss, damit der Ablauf reibungslos funktioniert. Bei anderen Fertigkeiten ist es gut, wenn ein Hund sie beherrscht, weil sie einfach nützlich sind. Es gibt auch Fertigkeiten, die ein Hund lernen kann, damit die Therapie abwechslungsreicher gestaltet werden kann.

Einiges muss der Hund schon von sich aus mitbringen, vieles kann man ihm aber auch beibringen. Da es in hier um die Arbeit am Hund geht, geht es in erster Linie nicht um die Arbeit als Therapeut, sondern um die Arbeit als Hundeführer. Deshalb wird die Anrede „Hundeführer" statt „Therapeut" benutzt (Kap. 1.2).

Die Benennung der einzelnen Kommandos liegt ganz im Ermessen des Hundeführers. In diesem Buch sind die allgemein üblichen deutschen Kommando-Namen verwendet worden und solche, die für die Tätigkeiten des Hundes praktikabel sind. Einfache Kommando-Namen sind auch deshalb wichtig, damit die Patienten die Möglichkeit haben, schnell mit dem Hund zu arbeiten.

Die Aufzählung der hier beschriebenen Kommandos ist natürlich nicht vollständig. Für jeden Hund und für jeden Hundeführer gibt es Kommandos, die für den individuellen Gebrauch noch hinzukommen oder andere, die in der Praxis des Einzelnen nicht notwendig sind. Die Ausbildung des Hundes und die Erweiterung und Veränderung der Kommandos unterliegt einem ständigen Wandel. Es kommen immer neue Kommandos und Spiele dazu. Andere erweisen sich als unpraktisch.

Die Frage, ob ein Hund nicht sehr schlau sein muss, um die vielen Kommandos zu beherrschen, kann so beantwortet werden: ein Hund muss nicht schlau sein, er muss „nur" lernen zu lernen und er muss entsprechend motivierbar sein. Dann kann ein Hund vieles erreichen. Es gibt auch Kommandos, die ein Hund nicht lernen will, da sie ihm keinen Spaß machen. In diesem Fall sollten Sie sich als Hundeführer überlegen, ob es sinnvoll ist, dass der Hund das Kommando trotzdem lernen soll. Sie sollten sich Ihren Hund genau anschauen und überlegen und ausprobieren, was er lernen kann und möchte. Ausgenommen sind von diesen „Kann-Kommandos" allerdings die Kommandos, die ein Therapiebegleithund unbedingt beherrschen muss.

Als Anreiz für das Erlernen von Kommandos und als positive Bestärkung arbeite ich viel mit Leckerlis. Sie können diese auch durch ein Spiel oder etwas ersetzen, was Ihr Hund als Belohnung ansieht. Es gibt viele Möglich-keiten, wie Sie dem Hund die Kommandos vermitteln. Wiederholen Sie die Kommandos beim Üben nur ein paar Mal und beenden Sie die Übung im-mer positiv. Es hat sich bewährt, lieber mehrmals täglich kurz zu üben, um die Konzentrationsspanne des Hundes zu berücksichtigen und den Spaß zu erhalten.

Es hat sich außerdem als sehr nützlich erwiesen, dass die Kommandos sowohl verbal als auch nonverbal (also mit Hör- und Sichtzeichen) trainiert werden. Soll z.B. ein Patient dem Hund ein Kommando geben, der Hund versteht ihn aber nicht, kann der Therapeut durch ein Sichtzeichen dem Hund zeigen, was er tun soll. Dann führt der, vielleicht noch unverständ-liche Versuch der verbalen Äußerung nicht zu einem Frusterlebnis beim Patienten.

Kommandos, die ein Hund unbedingt können muss

Viele der hier beschriebenen Kommandos gehören zum Grundgehorsam und sind für den reibungslosen Ablauf während der Therapie sehr wichtig. Sie helfen dem Hund, Grenzen zu lernen, die in der Therapie einzuhalten sind und helfen dem Patienten dabei, sich „sicher" in der Gegenwart des Hundes zu fühlen.

„Nimm's Dir"

Hierbei geht es darum, dass der Hund die Leckerlis nur dann nehmen darf, wenn der Therapeut oder der Patient ihm dies erlaubt. In der Praxis sieht dies so aus, dass der Hund ein Leckerli, das z.B. heruntergefallen ist, nur dann nehmen darf, wenn er das Zeichen dafür bekommt.

Auch dieses Kommando ist eines der Kommandos, die unbedingt geübt werden müssen. Sollte ein Hund dies nicht können, so wird er u.U. einen Pa-tienten, der ein Leckerli in der Hand hat, bedrängen, um es zu bekommen. Das führt auf jeden Fall zum Unwohlsein des Patienten.

Außerdem liegen die Leckerlis bei manchen Therapiespielen auf dem Boden. Würde der Hund sich gleich darauf stürzen, so wäre ein geordnetes Spiel mit und um diese Leckerlis kaum möglich. Dieser Punkt klingt viel-leicht nach „Quälerei", weil dem Hund Fressen vor die Nase gehalten wird, das er zunächst nicht bekommt. Das ist es aber nicht, wenn der Hund das Kommando, wie auch alle anderen Kommandos, aus einem Spiel heraus

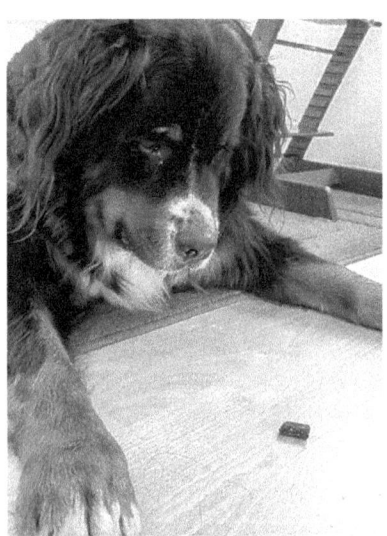

Abb. 13: Fithe wartet, bis das Kommando kommt und er sich sein Leckerli nehmen darf

gelernt hat. Es hat sich in der Praxis gezeigt, dass sich die Hunde sehr schnell darauf einstellen und sehr gut warten können (Abb. 13).

So können Sie es Ihrem Hund beibringen: Mit diesem Kommando beginnen Sie am besten am ersten Tag. Dazu stellen Sie dem Hund den gefüllten Napf hin und lassen ihn einen kurzen Moment davor absitzen. Anfangs kann es sein, dass Sie den Hund noch festhalten müssen. Dann geben Sie ihm das Kommando „Nimm's Dir!" und lassen Ihren Hund los. Da ein Welpe immer hungrig ist, wird er sich dann auf seinen Napf stürzen. Diese Übung wiederholt sich öfter am Tage, weil ein Welpe häufiger gefüttert wird. Um die Schwierigkeit der Übung zu erhöhen, kann die Hilfe, nämlich das Festhalten, zuerst abgebaut und die Wartezeit nach und nach verlängert werden.

Ist der Hund mit dieser Übung schon sehr sicher, können Sie die Leckerlis vor den Hund legen und, wenn dies nötig ist, mit dem Kommando „Nein!" verhindern, dass er sich sofort auf das Leckerli stürzt. Nach einer zunächst kurzen Wartezeit geben Sie das Kommando mit „Nimm's Dir" und der Hund darf das Leckerli nehmen. Auf diese Art können Sie mit Ihrem Hund auch trainieren, dass das Leckerli irgendwo auf ihm liegt und er es sich erst nehmen darf, wenn das Kommando kommt. Als nächste Steigerung kann der Hund lernen, dass die Leckerlis durch den Raum geworfen werden und er sie erst nehmen darf, wenn das Kommando kommt.

„Platz!" und „Bleib!"

Bei diesem Kommando geht es darum, dass der Hund abgelegt wird und dort bleiben soll. Ob man dafür das zweite Kommando („Bleib!") mit benutzt oder ob man so verfährt, dass der Hund solange liegen bleiben soll, bis das Kommando wieder aufgehoben wird, soll hier nicht vertieft werden.

Damit der Hund nicht ständig aufsteht und hinter dem Patienten oder

Therapeuten nachrennt, muss er lernen, dem Kommando zu folgen. In der Praxis sieht dies so aus, dass der Hund liegen bleiben soll, weil:

- der Patient Angst hat (siehe Kap. 5.2/Umgang mit der Angst vor dem Hund),
- er in einen Ring abgelegt wird, in dem er längere Zeit zur Veranschaulichung eines Therapieinhaltes liegen bleiben muss,
- Leckerlis versteckt oder geworfen werden, die er erst am Ende aufsammeln darf,
- noch etwas geholt werden muss oder zunächst noch andere Inhalte erarbeitet werden,
- der Patient sich konzentrieren soll. Bewegungen und das Umherlaufen des Hundes würde die Konzentration unterbrechen. Dies gilt natürlich auch für Entspannungsübungen, bei denen ebenfalls Ruhe im Raum sein muss.

So können Sie es Ihrem Hund beibringen: Legen Sie den Hund zunächst auf „seinen Platz" mit dem Kommando „Platz!" ab und gehen einen Schritt von ihm weg. Nach einer zunächst sehr kurzen Wartezeit gehen Sie wieder zu Ihrem Hund und bestätigen das Liegenbleiben mit einem Leckerli. Hat sich der Hund erhoben, so legen Sie ihn wieder auf den gleichen Platz und geben ihm nochmals das Kommando „Platz!". Am Ende der Übung wird das Kommando aufgelöst und der Hund gelobt. Natürlich muss die Zeit auf dem Platz am Anfang noch recht kurz gehalten werden. Sie kann im Laufe der Übungen immer weiter ausgedehnt werden, bis der Hund z. B. während einer Therapieeinheit auf „seinem Platz" bleibt. Soll der Hund längere Zeit dort liegen bleiben, bekommt er anfangs, während er dort liegt, in unregelmäßigen Abständen eine Belohnung zur Bestärkung, dass er alles richtig macht.

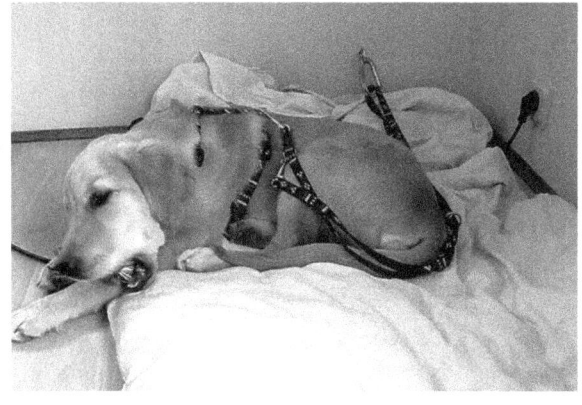

Abb. 14: Finja liegt auf „ihrem Platz". An der Wand ist ein Haken, an dem sie angebunden werden kann.

Beachten Sie bitte, dass Sie als Hundeführer das Kommando auflösen und sich der Hund nicht allein vom Platz erhebt und geht.

„Auf deinen Platz!"

Dieses Kommando meint, dass der Hund auf „seinen Platz" (Kap. 2.1) gehen soll. Ob er dort liegt oder sitzt, ist zunächst nicht von Bedeutung. Wichtig ist, dass er dort hingeht und dort bleibt.

In der Praxis sieht das so aus, dass der Hund das Kommando bekommt und er sich sofort auf „seinen Platz" begibt und ihn nicht von sich aus verlässt. Dieses Kommando ist dann angebracht, wenn ein Patient kommt, der vielleicht Angst vor dem Hund hat und gerne möchte, dass der Hund dort liegen bleibt. Manchmal braucht der Hund eine Auszeit, weil er müde ist oder einen schlechten Tag hat. Dann soll er sich auf „seinem Platz" ausruhen dürfen. Es kann auch vorkommen, dass der Patient gut mit dem Hund umgehen kann, die Angehörigen aber ängstlich sind. Auch dann wird der Hund am Ende der Therapie auf „seinen Platz" geschickt.

So können Sie es Ihrem Hund beibringen: Machen Sie Ihrem Hund zunächst verständlich, wo „sein Platz" ist. Dazu führen Sie den Hund immer wieder auf „seinen Platz" und benennen diesen Ort. Am besten bestärken Sie den Ort durch das Geben von Leckerlis. Legen Sie den Hund einen Moment dort ab und bestärken Sie das Verhalten positiv. In einem nächsten Schritt entfernen Sie sich mit Ihrem Hund ein paar Schritte von „seinem Platz". Geben Sie dem Hund das Kommando „Auf deinen Platz!" und unterstützen Sie ihn mit einer hinweisenden Geste. Ist der Hund dort hingegangen, bekommt er ein Leckerli und wird gelobt. Am schnellsten geht es, wenn er dort ein besonderes Leckerli erhält, das es nur an dieser Stelle gibt. So lernt er diesen Platz als einen Ort kennen, auf dem er immer etwas ganz Besonderes bekommt.

Als Steigerung können Sie den Abstand zu „seinem Platz" vergrößern und ihn wieder dorthin schicken. Begleiten Sie ihn anfangs noch. Am Ende soll er dann von jeder Stelle der Räumlichkeiten aus auf „seinen Platz" geschickt werden können und dort bleiben.

„Sitz!" „Platz!" und „Hier!"

Bei diesen Kommandos soll der Hund sich setzen und sitzen bleiben bzw. sich legen und liegen bleiben. Bei dem Kommando „Hier!" soll er sofort kommen, egal womit er gerade beschäftigt ist. „Sitz!", „Platz!" und „Hier!" sind Standardkommandos, die jeder Hund beherrschen sollte, egal, ob sie in der Therapie eingesetzt werden oder nicht. Diese Kommandos braucht man z. B., um Abstand zum Hund aufzubauen, weil dies für eine Übung sinnvoll ist. Außerdem muss es möglich sein, den Hund aus einer Bewegung oder aus einem Spiel heraus zu stoppen. Dann ist „Sitz!", „Platz!" oder „Hier!" das Mittel der Wahl.

So können Sie es Ihrem Hund beibringen: Für diese allgemeinen Kommandos gibt es sehr viele Anleitungen. Darum ist es am besten, auf die Anweisungen in der Hundeschule oder im Hundesportverein zu achten. Nützlich ist es aber, dass der Hund diese Kommandos auch auf Sichtzeichen sicher beherrscht.

„Aus!"

Bei diesem Kommando soll der Hund sofort mit der Handlung aufhören, mit der er gerade beschäftigt ist. Dieses Kommando ist ebenfalls ein Befehl, den jeder Hund können sollte. Sollte der Hund etwas Ungeplantes tun, so soll er bei diesem Kommando zum Hundeführer schauen und auf andere Kommandos warten.

So können Sie es Ihrem Hund beibringen: Dieses Kommando bringen Sie dem Hunden am besten schon im Welpenalter bei, indem Sie ihm z. B. ein Spielzeug mit dem Kommando „Aus!" abnehmen. Zu Beginn ist es ganz nützlich, den Gegenstand mit einem Leckerli zu tauschen. Später muss der Hund ohne Gegenleistung auf das Kommando reagieren und den Gegenstand loslassen.

„Steh!"

Bei diesem Kommando soll der Hund dort stehen bleiben, wo er steht, egal, ob er neben Ihnen steht oder Abstand zu Ihnen hat. Das Kommando ist wichtig, wenn sich ein Patient noch nicht so sicher im Umgang mit dem Hund fühlt und der Hund sich dem Patienten nähert. Dann kann der Hund mit diesem Kommando angehalten werden und der Wohlfühlabstand, den der Patient haben möchte, eingehalten werden.

So können Sie es Ihrem Hund beibringen: Mit diesem Kommando können Sie beim „Fuß!" gehen beginnen, indem Sie einfach stehen bleiben, den Hund gegen Ihr eigenes Bein drücken, zu ihm „Steh!" sagen und ihn loslassen. Bleibt er einen Moment stehen, geben Sie ihm ein Leckerli. Bleibt er nicht stehen, korrigieren Sie das Verhalten, indem Sie den Hund wieder gegen Ihr Bein drücken und erneut das Kommando geben. Diese Übung können Sie während eines Spazierganges öfter wiederholen. Natürlich wird das korrekte Verhalten positiv bestärkt.

Als Steigerung kann dann der Hund beim Abrufen das Kommando „Steh!" bekommen, so dass er stehen bleiben soll. Als Sichtzeichen können Sie die Hand mit der Handfläche zum Hund gewandt in die Höhe halten. Bleibt der Hund stehen, wird er mit Lob und Leckerli bestärkt. Bleibt er nicht stehen, wird auf der Ebene begonnen, die der Hund beherrscht. Als weitere Steigerung können Sie den Hund zwischen einen Patienten und sich stellen, um ihm z. B. über den Rücken zu streicheln. Die Zeit, die er stehen bleiben soll, können Sie nach und nach steigern. Auch dafür bekommt er Lob und/oder Leckerlis.

Kommandos, die sich in der Praxis bewährt haben

Die nun beschriebenen Kommandos werden in verschiedenen Zusammenhängen in der Therapie eingesetzt. Sie machen die therapeutischen Übungen interessanter und abwechslungsreicher. Wie die einzelnen Kommandos eingesetzt werden können, wird in den Kap. 6 und 7 jeweils am Ende der Übungsideen erwähnt.

Zunächst einmal muss eine gewisse Vertrautheit des Hundes im Umgang mit verschiedenen Untergründen sichergestellt werden. Hierbei geht es darum, dass der Hund verschiedene Untergründe kennenlernt und keine Angst vor diesen hat. Dazu gehören u. a.

- das Gehen und Sitzen auf einem Trampolin,
- das Gehen auf einer Matratze,
- evtl. auch der Umgang mit einer SI-Schaukel,
- das Gehen auf einer Rettungsdecke oder einem anderen knisternden Material sowie
- viele ähnliche Untergründe, die benötigt werden.

Sollen diese Dinge eingesetzt werden, muss der Hund mit ihnen trainiert haben. Für den Einsatz eines Trampolins empfiehlt es sich, eine rutschfeste Decke auf das Sprungtuch zu ziehen, damit der Hund nicht wegrutscht. Ähnliches gilt beim Einsatz einer SI-Schaukel.

So können Sie es Ihrem Hund beibringen: Einen Hund mit verschiedenen Untergründen vertraut zu machen, gelingt am besten in der „Prägephase" (Kap. 5.3). In dieser Zeit sollten Sie dem Welpen so viele verschiedene Beläge zeigen und betreten lassen wie möglich. Das Kennenlernen muss umsichtig und mit viel Lob geschehen, damit der Hund die Erlebnisse positiv verknüpft und keine Angst aufbaut. Machen Sie den Hund nicht nur mit Untergründen vertraut, die Sie in der Therapie verwenden, sondern auch mit verschiedenen Bodenbeschaffenheiten in der Natur oder in der Stadt. Je mehr verschiedene Erfahrungen der Hund macht, desto sicherer wird er auch im Umgang mit neuen Untergründen.

„Schlafen!"

„Schlafen!" heißt, dass der Hund auf der Seite liegt und so liegen bleibt (Abb. 15). Dadurch wirkt der Hund kleiner und ungefährlicher. Mit diesem Kommando kann man den Hund bei Patienten einführen, die vielleicht Angst vor ihm haben.

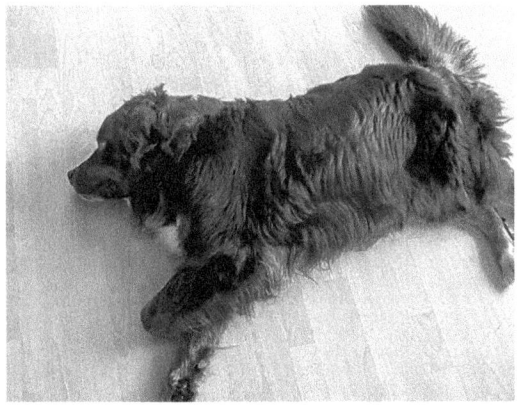

Abb. 15: Fithe liegt nach dem Kommando „Schlaf!" auf der Seite

So können Sie es Ihrem Hund beibringen: Bei dieser Übung legen Sie den Hund zunächst in die „Platz!"-Stellung. Dann setzen Sie sich ans Kopfende des Hundes, nehmen ein Leckerli in die linke Hand und führen die Hand links an der Nase und am Hundekopf vorbei Richtung Rücken. Damit der Hund an das Leckerli herankommt, muss er dem Leckerli folgen und landet automatisch auf der Seite. Während der Ausführung können Sie gleich das Kommando „Schlafen!" verwenden. In der „Schlafposition" angekommen bestärken Sie ihn, indem er sofort das Leckerli bekommt.

Die flache Hand kann gleichzeitig das Sichtzeichen für den Hund sein. Nach einigen Wiederholungen reicht es aus, dem Hund das Kommando „Schlafen!" zu sagen oder die flache Hand in einem Halbkreis Richtung Boden zu führen.

„Gib Pfötchen!"

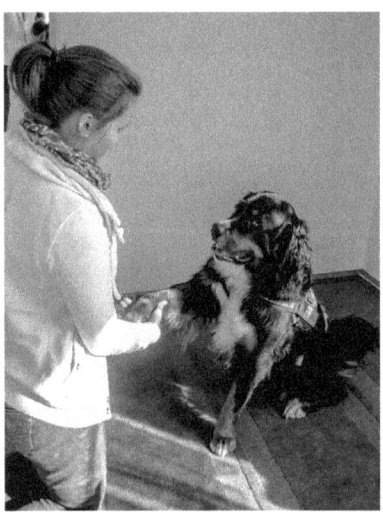

Abb. 16: Fithe gibt auf Kommando sein Pfötchen

„Gib Pfötchen!" heißt, dass der Hund auf Kommando die eine oder andere Pfote vorstreckt und wie bei einer Begrüßung unter Menschen in die ausgestreckte Hand legt (Abb. 16). Dieses Kommando wird wohl von jedem Hund erwartet. „Kann er auch Pfötchen geben?", wird häufig gefragt. Dann ist es gut, wenn er das auch kann.

So können Sie es Ihrem Hund beibringen: Um dem Hund dieses Kommando beizubringen, setzen Sie den Hund vor sich, nehmen seine Pfote in die eigene Hand und sagen „Pfötchen". Gleichzeitig geben Sie ihm ein Leckerli. Wenn Sie dies öfter durchgeführt haben, sagen Sie nur das Kommando, strecken ihm Ihre ausgestreckte Hand entgegen und warten auf die Reaktion des Hundes. Kommt keine Reaktion, gehen Sie einen Schritt zurück und legen wieder die Pfote auf die ausgestreckte eigene Hand. Kommt die richtige Reaktion, erhält der Hund zusätzlich zum Leckerli ein überschwängliches Lob.

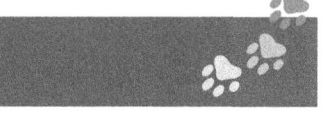

„Winken!"

Bei dem Kommando „Winken!" soll der Hund im Sitzen eine Pfote heben damit winken. Dieses Kommando habe ich schon oft bei Hausbesuchen benutzt, damit der Hund auch „Auf Wiedersehen" sagen kann. Auch Kinder freuen sich, wenn sie den Hund winken lassen können.

So können Sie es Ihrem Hund beibringen: Als Vorübung zum „Winken" muss der Hund Pfötchen geben können. Für das Winken geben Sie dem Hund zunächst das Handzeichen für „Pfötchen" aus einiger Entfernung. Da er die Hand nicht erreichen kann, fängt der Hund meist von sich aus an zu winken. Die richtige Reaktion wird dann wieder mit Leckerlis bestärkt, und das mündliche Kommando „Winken" dazu gegeben.

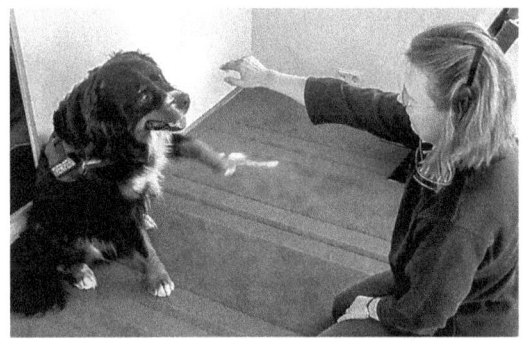

Abb. 17: Fithe winkt

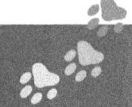

„Würfeln!"

Bei dem Kommando „Würfeln!" soll der Hund einen Würfel so bewegen, dass er auf eine andere Seite fällt. Das Würfeln kann man bei jedem Brettspiel einsetzen. Dabei kann entweder der Patient mit dem Therapeuten im Wechsel das Kommando geben oder nur einer von beiden gibt das Kommando.

So können Sie es Ihrem Hund beibringen: Wichtig für das Würfeln ist, dass der Würfel auf einer rutschfesten Unterlage liegt. Andernfalls würde der Hund den Würfel einfach nur wegschieben. Außerdem sollte der Würfel nicht zu klein sein, damit der Hund ihn nicht versehentlich verschluckt oder er kaputt geht, wenn er einmal darauf beißt.

Zum Erlernen des Würfelns legen Sie ein Leckerli unter den Würfel. Um an das Leckerli zu gelangen, muss der Hund den Würfel mit seiner Schnauze wegstoßen, den Würfel anheben und fallen lassen oder mit der Pfote wegstoßen (Abb. 18). Das Bewegen des Würfels wird sofort positiv bestärkt, indem Sie dem Hund zusätzlich zum Leckerli noch mündlich loben. Diese Übung sollten Sie mehrmals wiederholen, damit der Hund das Kommando mit der Handlung verknüpft. Als Handbewegung kann man auf den Würfel tippen.

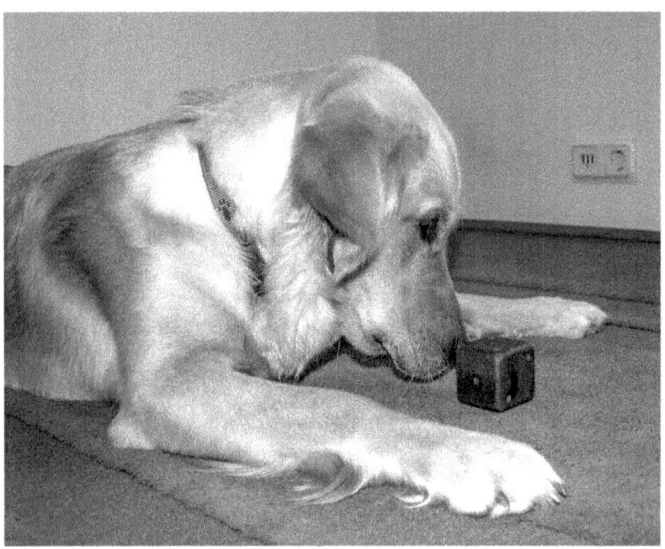

Abb. 18: Finja wartet auf das Kommando, um den Würfel mit der Schnauze wegzustoßen

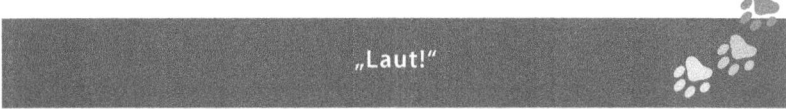

„Laut!"

Bei diesem Kommando soll der Hund bellen. Bei der Durchführung dieses Kommandos muss der Patient Vertrauen zum Hund haben. Vorher muss unbedingt abgewogen werden, ob die Durchführung sinnvoll ist. Andernfalls könnte der Patient Angst vor dem Hund bekommen.

So können Sie es Ihrem Hund beibringen: Dieses Kommando können Sie dem Hund beibringen, indem Sie ihn erst einmal zum Bellen provozieren. Das kann Ihnen gelingen, wenn Sie ein Leckerli in ihrer Faust versteckt hinhalten oder Sie dem Hund ein besonderes Spielzeug zeigen und vorenthalten. Nun warten Sie, bis der Hund ungeduldig wird und bellt. Das Bellen wird dann mit „Laut!" benannt und positiv durch das Leckerli und ein mündliches Lob bestärkt. Als Sichtzeichen können Sie eine plötzliche Faustöffnung benutzen.

„Such!"

Bei diesem Kommando soll der Hund Leckerlis suchen, die von einem Patienten versteckt wurden. Dabei kann man dem Hund auch die Richtung vorgeben, in der gesucht werden soll.

So können Sie es Ihrem Hund beibringen: Beim Kommando „Such!" verstecken Sie Leckerlis und schicken den Hund mit dem Wort „Such!" los. Am Anfang sollten Sie den Hund noch zum Versteck führen, damit er weiß, was er tun soll. Später, wenn er allein loslaufen und suchen soll, können Sie die Leckerlis zunächst offen hinlegen und ihn mit dem Kommando „Such!" losschicken. Schon nach kurzer Zeit wird der Hund das Spiel verstanden haben, und Sie können sich immer verzwicktere Verstecke ausdenken. Dabei können Sie dem Hund auch beibringen, dass er in einer bestimmten Richtung sucht, indem Sie den Arm in diese Richtung ausstrecken. Nach einigem Üben wird der Hund den ausgestreckten Arm zu deuten wissen.

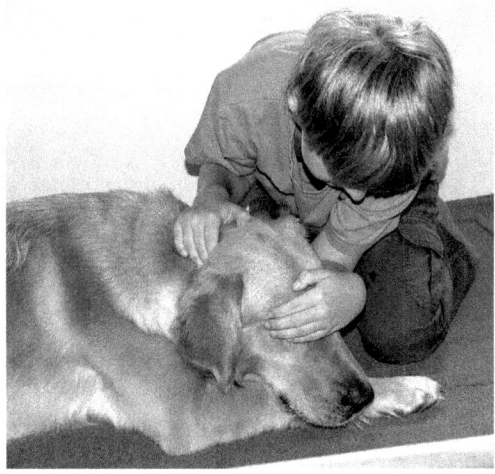

Abb. 19: Robert hält Finja die Augen zu, während Leckerlis versteckt werden

Wichtig ist es, dass der Hund erst losgeht, um das Versteckte zu suchen, wenn er das Kommando dafür bekommt. So lange muss der Hund warten. Andernfalls läuft er zu früh los und der Patient hat das Leckerli vielleicht noch nicht *richtig* versteckt oder Sie könnten Ihre Autorität als Rudelführer auf Dauer einbüßen. Um das Verstecken für den Patienten spannender zu machen, können Sie den Hund auch daran gewöhnen, dass ihm während des Versteckens die Augen zugehalten werden (Abb. 19). Sollte ihm das Verdecken der Augen allerdings zu viel Angst machen oder sollte er Stresssymptome zeigen, ist zu überlegen, ob das Zuhalten wirklich wichtig ist.

„Durch!"

Bei diesem Kommando soll der Hund irgendwo hindurch gehen, z. B. durch einen Ring, durch gegrätschte Beine, durch einen Tunnel oder auch durch einen Slalomparcours. Wichtig ist es, dass der Hund die Hindernisse, durch die er gehen soll, kennenlernt.

So können Sie es Ihrem Hund beibringen: Soll der Hund durch einen Reifen gehen, nehmen Sie den Ring in eine Hand und halten Sie ein Leckerli in der anderen Hand hinter den Reifen. Mit dem Leckerli locken Sie den Hund durch den Reifen und benennen das Tun des Hundes mit „Durch!". Halten Sie den Reifen gut fest, damit der Hund sich mit seinen Läufen nicht darin verheddert. Dieses kann beim Hund ein Negativerlebnis auslösen, das dazu führt, dass er nicht gerne durch den Reifen springt.

Beim Führen durch einen Slalomparcours wird der Hund zunächst mittels Leckerlis durch die Hindernisse geführt. Dazu halten Sie ihm das Leckerli vor die Nase und „ziehen" ihn dann durch die Lücken. Soll der Hund durch die eigenen Beine, wie durch einen Tunnel gehen, setzen Sie den Hund vor sich oder hinter sich ab. Dann führen Sie ihn ebenfalls mit einem Leckerli durch die Beine. Auch diese Übungen müssen öfter wiederholt werden, bis der Hund mit dem Kommando „Durch!" die richtige Handlung verknüpft hat.

„Voraus!"

Bei diesem Kommando wird der Hund zu einem bestimmten Ziel geschickt, z. B. zu einem entfernt liegenden Leckerli.

So können Sie es Ihrem Hund beibringen: Bei diesem Kommando soll der Hund zunächst neben dem Hundeführer sitzen. Als Vorbereitung können Sie in einiger Entfernung Leckerlis auslegen. Dann wird der Hund auf die Leckerlis aufmerksam gemacht, indem Sie Ihren Körper nach vorn beugen und mit dem ausgestreckten Arm zu den Leckerlis zeigen. Der Hund bekommt dann das Kommando „Voraus!" und wird losgelassen. Er soll zu den Leckerlis laufen und darf diese nehmen. Das Verhalten wird positiv mit Lob nochmals bestärkt. Anfangs können Sie dem Hund helfen, indem Sie mit ihm zusammen zu den Leckerlis laufen. Sehr schnell erübrigt sich diese Hilfe, und der Hund läuft allein zum Ziel. Das Zeigen auf das Ziel hilft Ihnen und dem Patient dann später in der Therapie, wenn der Hund zu einer bestimmten Stelle laufen soll.

„Flaschendrehen"

Für das Flaschendrehen braucht man das Flaschengestell (Kap. 8). Der Hund soll dann während oder nach der Therapieeinheit die Flaschen umdrehen und so an sein Leckerli kommen (Abb. 20).

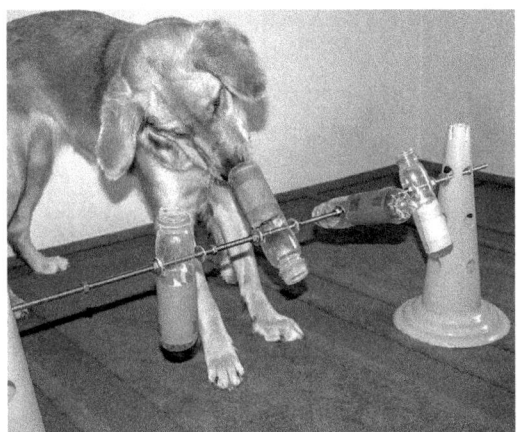

Abb. 20: Finja dreht die Flasche um, damit das Leckerli herausfällt

So können Sie es Ihrem Hund beibringen: Zum Üben werden in die Flaschen Leckerlis gefüllt, und dem Hund wird gezeigt, wie er sie wieder herausholen kann. Jede Bewegung des Hundes, die zur richtigen Lösung führt, wird dann positiv bestärkt. So lernt der Hund, wie er das Drehen der Flaschen durchführen muss, um an die Leckerlis zu kommen. Als Kommando können Sie „Nimm's Dir!" einführen.

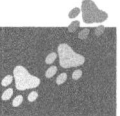

„Kopf runter!"

Bei diesem Kommando soll der Hund im „Platz" liegend den Kopf auf den Boden ablegen (Abb. 21). Dieses Kommando ist ebenfalls vielseitig anwendbar. Bei der Einführung des Hundes kann man das Kommando benutzen, um den Hund „klein" erscheinen zu lassen. Außerdem darf er dabei den Kopf zum Streichelnden nicht bewegen, sondern muss still liegen bleiben. Dies erfordert viel Vertrauen vom Hund zum Hundeführer und viel Verantwortung vom Hundeführer für den Hund. Hunde schauen nämlich normalerweise immer, wer sich ihnen nähert. Dadurch, dass er den Kopf nicht heben darf, ist er in seiner Beobachtung stark eingeschränkt. Dies muss der Hundeführer beim Einsatz dieses Kommandos beachten.

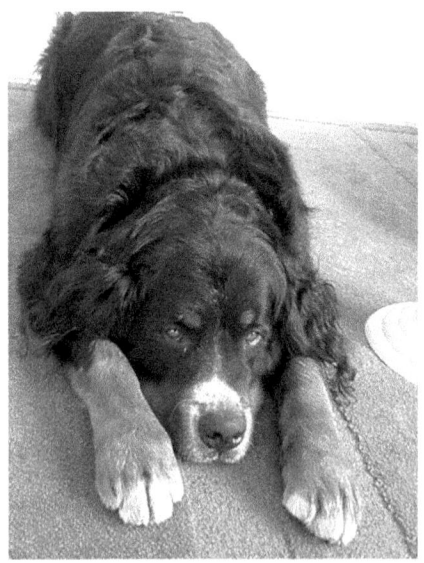

So können Sie es Ihrem Hund beibringen: Zu Beginn muss der Hund im „Platz!" liegen. Dann nehmen Sie ein Leckerli in die Hand, führen die Faust dann auf den Boden und geben dem Hund das Kommando „Kopf runter!". Um an das Leckerli heran zu kommen, muss der Hund den Kopf auf den Boden legen. Hat er das geschafft, wird der Hund überschwänglich gelobt und ihm wird das Leckerli gegeben. Das Sichtzeichen für das Kommando kann der Zeigefinger sein, mit dem Sie auf den Boden zeigen.

Abb. 21: Nach dem Kommando „Kopf runter!" legt Fithe seinen Kopf zwischen die Pfoten

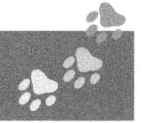

„Anspringen"

Bei diesem Kommando soll der Hund vorsichtig jemanden anspringen (Abb. 22). Diese Übung ist eine Übung zur Tonussteigerung bei großen Kindern oder Erwachsenen. Dazu muss man beachten, dass hinter dem Patienten entweder eine Wand oder ein Therapeut steht, um dem Patienten Halt zu geben.

So können Sie es Ihrem Hund beibringen: Eine gute Vorübung ist das Kommando „Hoch!", damit er sich auf die Hinterbeine stellt. Als Variation können Sie den Hund vor sich stellen, sich auf die Brust klopfen und ihm das Kommando „Hoch!" geben. Jede richtige Reaktion wird durch Leckerlis positiv bestärkt.

Anmerkung: Dieses Kommando ist für manche Hunde ungewohnt, weil sie ja eigentlich gelernt haben, keinen Menschen anzuspringen. Darum kann es beim Training vorkommen, dass der Hund das Anspringen übergeneralisiert. Das muss dann natürlich unterbunden werden.

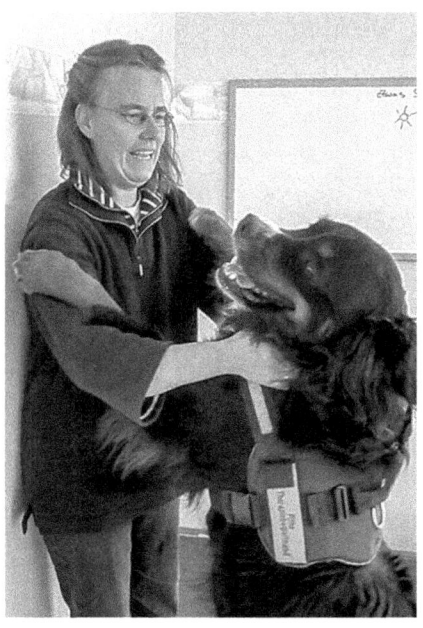

Abb. 22: Nach Kommando „Hoch!": Fithe darf Therapeutin anspringen

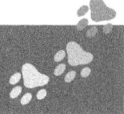

„Brings!" oder „Brings her!"

Bei diesem Kommando soll der Hund etwas Beliebiges bringen und abgeben.

So können Sie es Ihrem Hund beibringen: Hinter diesem Kommando verbirgt sich das Apportieren. Um das zu üben, können Sie den Hund neben sich absitzen lassen und werfen einen Leckerlibeutel oder Dummy. Der Hund wird dann z. B. mit „Voraus!" losgeschickt. Wenn der Hund den Beutel im Maul hat, wird der Hund zunächst mit „Hier!" abgerufen. Dabei soll er den Beutel zurückbringen und mit „Aus!" abgeben. Nach ein paar Wiederholungen wird er mit dem Kommando „Brings her!" losgeschickt. Er soll den Beutel holen, bringen und abgeben. Jede richtige Reaktion des Hundes wird positiv bestärkt. Als weitere Schwierigkeit wird der Beutel oder der Dummy durch einen beliebigen Gegenstand ersetzt, den der Hund bringen soll.

„Nimm's mit!"

Bei diesem Kommando soll der Hund einen Gegenstand, auf den gezeigt wird, mitnehmen.

So können Sie es Ihrem Hund beibringen: Für das Mitnehmen und Mittragen von Gegenständen können Sie zunächst wieder mit einem Leckerlibeutel beginnen. Dazu lassen Sie den Beutel neben sich fallen, geben Ihrem Hund das Kommando „Nimm's mit!" und zeigen auf den Beutel. Da der Hund gerne ein Leckerli haben möchte, wird er den Beutel aufheben. Diese Handlung wird dann wieder durch Lob und Leckerlis bestärkt. In einem späteren Schritt soll der Hund den Beutel erst ein wenig tragen und wird erst danach bestärkt. Wenn diese Übung sicher durchgeführt werden kann, werden dem Hund andere Gegenstände gezeigt, die er mitnehmen soll. Er bekommt nun das Kommando „Nimm's mit!". Nimmt er den Gegenstand auf oder nimmt ihn sogar mit, wird das Verhalten wieder gelobt und positiv bestärkt.

„Nimm das!"

Bei diesem Kommando soll der Hund eines von mehreren Leckerlis nehmen und die anderen liegen lassen. Es ist also eine Variation des Kommandos „Nimm's dir!".

So können Sie es Ihrem Hund beibringen: Legen Sie zwei Leckerlis in einigem Abstand vor den Hund – z. B. ein Leckerli vor die rechte, ein Leckerli vor die linke Pfote. Dann zeigen Sie auf eines der beiden Leckerlis und sagen: „Nimm das!". Nimmt der Hund das richtige Leckerli, bekommt er es und wird gelobt. Damit er nicht auch noch schnell das andere nimmt, können Sie dieses mit ihrer Hand abdecken. Danach legen Sie wieder ein zweites Leckerli und beginnen das Spiel von neuem. Wenn der Hund dieses Kommando sicher mit zwei Leckerlis durchführen kann, kann die Anzahl auf drei Leckerlis erhöht werden. Als Handzeichen können Sie das Zeigen auf das Leckerli verwenden.

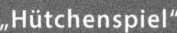

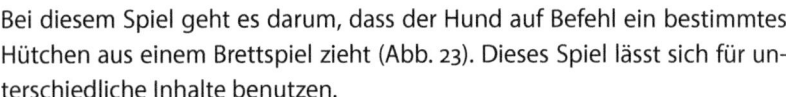

„Hütchenspiel"

Bei diesem Spiel geht es darum, dass der Hund auf Befehl ein bestimmtes Hütchen aus einem Brettspiel zieht (Abb. 23). Dieses Spiel lässt sich für unterschiedliche Inhalte benutzen.

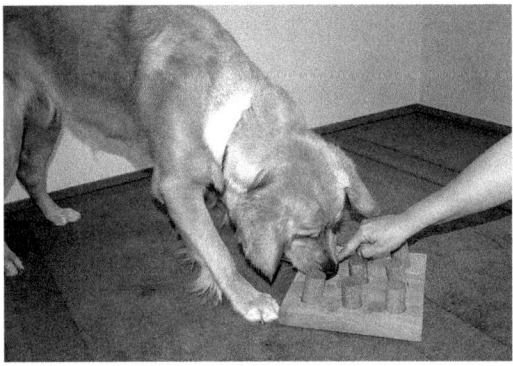

Abb. 23: Finja passt genau auf, welches Hütchen sie nehmen darf

So können Sie es Ihrem Hund beibringen: Das Hütchenspiel können Sie dem Hund beibringen, indem Sie zunächst nur unter ein Hütchen ein Leckerli verstecken. Als Hilfe können Sie an dem Hütchen rütteln und sagen „Nimm das!". Im Anschluss wird auf die Reaktion gewartet. Jede Reaktion, die zum gewünschten Ziel führt, wird verbal gelobt und bestärkt. Hebt der Hund bei diesen Versuchen zufällig das gefüllte Hütchen an, so wird dies dann überschwänglich gelobt. Als Steigerung wird dann die Anzahl der Hütchen erhöht, bis das Brett wieder voll ist. Wichtig ist, dass der Hund nur das Hütchen zieht, auf das gezeigt wird.

„Zieh!"

Bei diesem Kommando soll der Hund ein Rollbrett o. ä., auf dem der Patient sitzt, ziehen. Das Rollbrett kann man gut bei hypotonen Kindern einsetzen, weil sie sich nur an den Zügeln festhalten können und den gesamten Körper anspannen müssen, um nicht vom Hund vom Brett gezogen zu werden. Das Kind kann von einer Seite des Zimmers zur anderen gezogen werden und

muss dabei durch Aufbau und Erhalten der Körperspannung das Gleich-
gewicht ausbalancieren. Beim Einsatz dieses Kommandos muss der Unter-
grund so beschaffen sein, dass der Hund nicht wegrutscht. Da das Rollbrett
keine Bremse hat, dürfen nur die Kinder Rollbrett fahren, die mit Sicherheit
das Rollbrett so abbremsen, dass der Hund nicht durch das Brett getroffen
wird. Hier steht der Schutz des Hundes vor dem Nutzen für das Kind.
Das Kommando kann in der Kindertherapie benutzt werden, damit die Kinder z. B. Bildkarten holen können.

So können Sie es Ihrem Hund beibringen: Sollten die Gelenke des Hundes nicht in Ordnung sein, muss der Einsatz des Ziehens wohl überlegt werden. Der Einsatz hängt auch von der Durchführungsdauer und vom Gewicht
des Patienten ab.

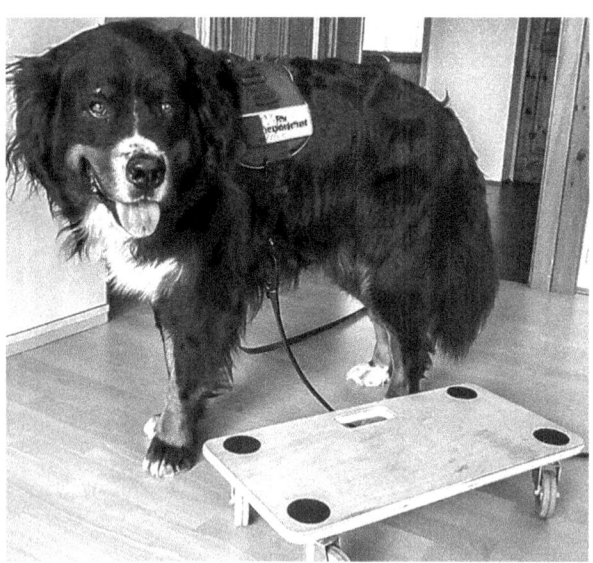

Abb. 24: Rollbrett zum Ziehen

Für das Ziehen des Rollbrettes benötigen Sie zunächst Zubehör z. B. aus
dem Reiterfachgeschäft, um so etwas wie ein Zuggeschirr zu haben. So können Sie z. B. an der Kenndecke mit zwei Karabinern Pferdezügel befestigen.
Eine Bremse hat das Gespann nicht, das Bremsen muss der Fahrer im richtigen Moment selber ausführen. Das ist auch die Gefahr für den Hund, denn
wenn nicht rechtzeitig gebremst wird, fährt das Rollbrett in die Hinterläufe
des Hundes, was dem Hund wehtut oder ihn verletzen könnte. Sie sollten
mit dem Patienten das Bremsen des Rollbretts im Vorfeld ohne Hund üben.

Für das Kommando selber können Sie sich die Unart des Hundes, nämlich an der Leine zu ziehen, zu Nutze machen. Dieses Verhalten können Sie mit dem Kommando „Zieh!" positiv bestärken. Bei Hunden, die nicht an der Leine ziehen, können Sie sich von einer zweiten Person helfen lassen, die wenige Schritte entfernt steht und den Hund festhält. Sie selbst nehmen ein Leckerli in die Hand und rufen den Hund zu sich. Fängt der Hund an zu ziehen, folgt sofort das Leckerli als Bestätigung und das Kommando „Zieh!" als Verknüpfungswort für die durchgeführte Aktion. Hat der Hund verstanden, was er bei dem Kommando „Zieh!" tun soll, so kann das Kommando auch durch das Ziehen eines Schlittens oder Bollerwagens gesteigert werden.

Wenn Sie das Kommando in der Therapie einsetzen, setzt sich der Patient auf das Rollbrett und hält sich an den Zügeln fest. Dann zieht der Hund Patient und Rollbrett (Abb. 24) auf das Kommando „Zieh!". Gebremst wird mit den Füßen.

„Hopp!"

Bei diesem Kommando geht es darum, dass der Hund über etwas, durch etwas oder auf etwas springen soll, z. B. über eine Stange, durch den Reifen oder auf ein Trampolin. Dazu muss er natürlich mit allen Gegenständen, die hier benutzt werden, vertraut sein.

So können Sie es Ihrem Hund beibringen: Bei diesem Kommando geht es einfach darum, dass der Hund über ein Hindernis springt. Damit er das tut, können Sie sich hinter das Hindernis stellen und den Hund mit einem Leckerli über die Stange locken. Dabei bekommt er gleich das Kommando „Hopp!". Ist er gesprungen, bekommt er das Leckerli und viel Lob. Die Steigerung des Schwierigkeitsgrades könnte der Sprung auf einen Tisch, ein Trampolin oder durch einen Reifen sein. Jedes Mal wird dann das ausgeführte Kommando mit Lob und Leckerli bestärkt.

Manipulationen aushalten

Hierunter ist zu verstehen, dass der Hund lernt, dass er gekämmt, frisiert, angezogen, untersucht oder verbunden wird. Alle diese Tätigkeiten sind gut in der Dysgrammatik-Therapie einsetzbar. Sie müssen allerdings mit dem Hund vorher geübt werden. Hier ist wieder das Fingerspitzengefühl des Hundeführers gefragt, inwieweit der Hund solche Handlungen mit sich machen lässt. Er darf dabei keine Angst und keinen Unwillen zeigen. Hat der

Hund eine Abneigung gegen eine dieser Manipulationen, muss sich der Hundeführer überlegen, ob er dieses von seinem Hund verlangen will oder ob er darauf verzichten kann. Dem Hund soll die Arbeit schließlich viele Jahre lang Spaß machen.

„Lecken!"

Bei diesem Kommando soll sich der Hund die Lefzen lecken.

So können Sie es Ihrem Hund beibringen: Damit der Hund sich die Lefzen leckt, können Sie dem Hund etwas auf die Lefzen geben, das der Hund gerne mag, z. B. Butter oder Vitaminpaste. Instinktiv fängt der Hund an, sich die Lefzen zu lecken. Das Verhalten wird dann mit dem Kommando „Lecken!" verknüpft und bestärkt. Nach mehreren Durchgängen können Sie versuchen, die Butter oder die Paste wegzulassen und nur noch mit dem Kommando zu arbeiten. Ein mögliches Handzeichen wäre das Tippen mit dem Finger an den eigenen Mund.

„Schnuller halten"

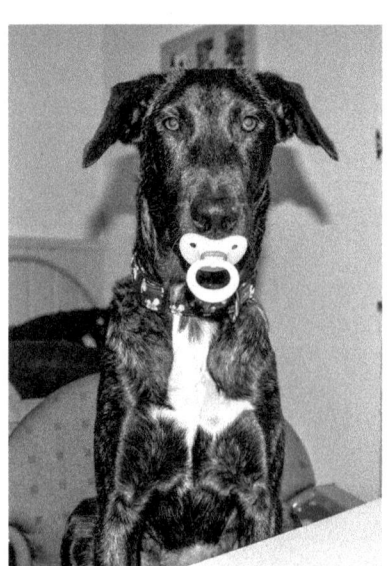

Abb. 25: Alva hält einen Schnuller im Maul (Foto: Anne Piontek)

Bei diesem Kommando soll der Hund einen Schnuller in den Mund bekommen und ihn dort festhalten, bis das Kommando aufgelöst wird (Abb. 25).

So können Sie es Ihrem Hund beibringen: Damit ein Hund einen Schnuller lange Zeit im Mund behält, sollte er das Kommando „Nimm's mit!" als Grundlage können. Dabei hat er gelernt, Dinge aufzunehmen und zu tragen. Dieses Kommando können Sie mit dem Schnuller langsam verlängern. Damit der Schnuller für den Hund attraktiver wird, kann er zunächst mit Butter oder mit Vitaminpaste eingerieben werden. Hat der Hund den Schnuller im Mund, bekommt er das Kommando „Schnuller!" oder „Halt's fest!". Anfangs sollte die Zeit, in der der Hund den Schnuller im Maul behalten soll, natürlich nur kurz sein. Den Zeitraum können Sie dann langsam steigern, bis der Hund einen „Wettbewerb" mit einem Patienten daraus machen kann. Passen Sie dabei auf, dass der Hund den Schnuller nicht zerkaut, damit er sich nicht an den scharfen Kanten schneidet oder abgebissene Kleinteile verschluckt.

„Fang!"

Bei diesem Kommando soll der Hund einen Gegenstand (Ball oder Leckerli) fangen.

So können Sie es Ihrem Hund beibringen: Um dem Hund das Fangen von z. B. Leckerlis beizubringen, setzen Sie den Hund am besten vor sich hin, machen ihn auf sich aufmerksam, werfen die Leckerlis in seine Richtung und geben ihm das Kommando „Fang!". Sollte er das Leckerli versuchen zu fangen, wird dies durch ein zusätzliches überschwängliches Lob bestärkt. Das Leckerli darf er sich auf jeden Fall nehmen.

„Räum's auf!"

Bei diesem Kommando soll der Hund einen beliebigen Gegenstand in eine bestimmte Kiste tragen und dort ablegen.

So können Sie es Ihrem Hund beibringen: Als Grundlage für dieses Kommando sollte der Hund das Kommando „Nimm's mit!" beherrschen, damit der Hund den Gegenstand zunächst aufnimmt. Anschließend gehen Sie zu einem Korb, in den der Hund den Gegenstand ablegen soll und geben ihm das Kommando „Aus!". Beherrscht der Hund den Ablauf der Übung, ersetzen Sie die beiden Kommandos durch „Aufräumen!". Anfänglich können Sie den Hund bei der Handlung begleiten und ihm zeigen, was er tun soll. Jede richtig ausgeführte Aktion des Hundes wird positiv durch Lob und Leckerlis bestärkt. Führt der Hund das Kommando mit Hilfen flüssig aus, können Sie diese langsam abbauen. Am Ende soll es so sein, dass Sie dem Hund einen Gegenstand zeigen, ihm das Kommando „Aufräumen!" geben und der Hund den Gegenstand in den Korb legt.

„Häng's ab!"

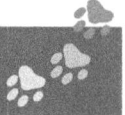

Bei diesem Kommando soll der Hund z. B. Socken von einer Wäscheleine ziehen und in einem Wäschekorb ablegen.

So können Sie es Ihrem Hund beibringen: Als Grundlage für dieses Kommando dient wieder das Kommando „Nimm's mit!". Nur, dass jetzt der Gegenstand nicht auf dem Boden liegt, sondern an einem Kinderwäscheständer hängt. Dem Hund wird z. B. eine Socke gezeigt und gesagt „Nimm's mit!". Nimmt er die Socke und zieht sie vom Ständer, so wird der Hund verbal gelobt und zum Wäschekorb geführt. Dort soll er die Socke mit dem Kommando „Aus!" fallen lassen. Diese Übung wird solange wiederholt, bis der Ablauf flüssig klappt. Dann werden die beiden Kommandos zu einem „Häng's ab!" verkürzt. Der Hund wird bei der Übung zunächst noch begleitet, damit er weiß, was er tun soll. Alle korrekten Schritte werden verbal bestärkt, nach der Übung zusätzlich durch Leckerlis. Später sollen auch hier die Hilfen abgebaut werden. Am Ende soll nur noch gezeigt werden, was er abhängen soll.

„Leckerlirutsche" oder „Futterrutsche"

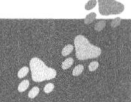

Bei dieser Übung soll der Hund auf dem Boden liegend warten, bis Leckerlis durch ein Rohr zu ihm rutschen (Kap. 8).

So können Sie es Ihrem Hund beibringen: Der Hund wird zunächst mit der Leckerlirutsche bekannt gemacht, indem er sie beschnuppern darf. Dann wird er ins „Platz!" gelegt, das Rohrende zwischen seine Pfoten gelegt und ein Leckerli durch das Rohr fallen gelassen (Abb. 26). Nachdem der Hund das Leckerli gefressen hat, rutscht das nächste durch das Rohr. Spätestens nach dem dritten Leckerli weiß der Hund, wie diese Futterrutsche funktioniert.

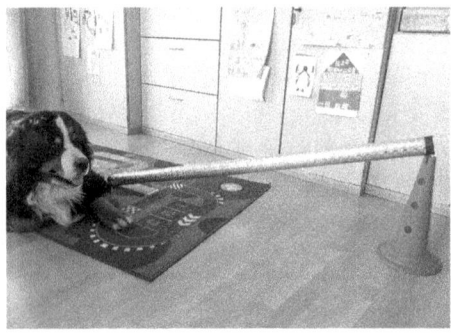

Abb. 26: Quinn wartet auf das Leckerli, das durch die Futterrutsche kommt.

6 Praxisideen für die hundgestützte Sprach- therapie mit Kindern

Wie in jeder Sprachtherapie erfolgt auch bei der hundgestützten Sprach- therapie zunächst eine eingehende Anamnese und Diagnostik sowie – in Zusammenarbeit mit dem Patienten oder den Eltern – die Erstellung eines Behandlungsplanes mit den für diesen Patienten zu erreichenden Therapie- zielen. Für die Erstellung eines „hundgestützten Behandlungsplans" sind in diesem Kapitel einige Praxisideen beschrieben. Diese Ideen sind in meiner Praxis entstanden oder von Kolleginnen übernommen und richten sich an junge Patienten.

Die Praxisideen werden jeweils für die drei wesentlichen Störungsbereiche in der Sprachtherapie mit Kindern vorgestellt: phonetisch-phonologische, semantisch-lexikalische sowie syntaktisch-morphologische Störungen. Dar- über hinaus werden die Auditive Verarbeitungs- und Wahrnehmungsstörung (AVWS) und die Legasthenie als Spezialfälle sowie allgemeine Spielideen und Ideen für Gruppen vorgestellt.

Zu Beginn der Praxisideen werden jeweils mögliche logopädische Ziele sowie die benötigten Kommandos und Materialien genannt. Im Anschluss folgt die Vorstellung der jeweiligen Idee mit weiterführenden Tipps und en- det, wenn dies notwendig ist, mit Hinweisen an den „Hundeführer", d.h. den Therapeuten in seiner Rolle als Hundeführer (Kap. 1.2).

Es handelt sich bei den Durchführungsvorschlägen nicht um ein voll- ständiges Behandlungskonzept, sondern um Vorschläge, wie der Hund in den einzelnen Bereichen eingesetzt werden kann. Sprachtherapeutisches Grundlagenwissen wird jeweils vorausgesetzt und an dieser Stelle nicht er- neut wiedergegeben. Vielmehr geht es darum, eine Fülle von praktischen Ideen zu den einzelnen Störungsbereichen zu präsentieren. Für alle aufge- führten Störungen wird jeweils eine Übung mit „aktivem" und eine Übung mit „passivem" Hund vorgestellt. Bei diesen Spielvorschlägen wird der Hund entweder „aktiv" oder „passiv" eingesetzt. Agiert der Hund „aktiv", wird er in die Handlung des Konzepts eingebunden. Wird der Hund „passiv" eingesetzt, so wird um Leckerlis gespielt, die der Hund zu einem bestimmten Zeitpunkt vom Kind bekommt. Alle hier benannten Kommandos sind im Kap. 5.4 beschrieben. Diese Ideen können natürlich auf die jeweilige Situation angepasst oder verändert werden. **Die verwendeten Leckerlis sind Teil der Tagesration des Hundes.**

6.1 Allgemeine Spielideen

Zu Beginn werden einige Spiele vorgestellt, die in vielen Praxen vorhanden sind und die für die hundgestützte Therapie modifiziert wurden.

„Lauter Hexerei"

Ziel: *Behebung von vielfältigen sprachlichen Auffälligkeiten, je nach Kartensatz*

Einsatz des Hundes: aktiv

Hundekommando: „Würfeln!"

Material:
- *Spiel „Lauter Hexerei" mit Kartensatz (Stöckl 2004)*
- *großer Würfel für den Hund*
- *Podest (Kap. 8)*
- *rutschfeste Unterlage*

Durchführung: Als Variante zu den allgemeinen Regeln kann der Hund würfeln. Dazu wird auf dem Boden gespielt. Der Hund liegt neben dem Spielfeld, das auf einem Podest liegt, und bekommt den Würfel, mit dem die Figuren vorwärts gesetzt werden. Abwechselnd bekommt der Hund vom Therapeuten und vom Kind den Befehl „Würfeln!", anschließend wird gesetzt. Nach dem Setzen wird nach den allgemeinen Regeln weitergespielt.

Hinweis an den „Hundeführer": Der Hund benötigt eine rutschfeste Unterlage, damit der Würfel nicht wegrutschen kann.

Variante mit passivem Hund: An Stelle der Chips, die während des Spiels auf dem Brett abgelegt werden, können auch Leckerlis genommen werden. Diese werden dann am Ende des Spiels an den Hund verfüttert.

„Na Logo"

Ziel: *Behebung von sprachlichen Auffälligkeiten, je nach Kartensatz*

Einsatz des Hundes: *aktiv*

Hundekommando: *„Würfeln!"*

Material:
- *Spiel „Na logo" mit Kartensatz (Bücklein/Joekel 1995–2003)*
- *großer Würfel für den Hund (Kap. 8)*
- *Podest (Kap. 8)*
- *rutschfeste Unterlage (z. B. ein Handtuch)*

Durchführung: *Bei diesem Würfelspiel kann der Hund das Würfeln übernehmen. Das Spielfeld wird auf das Podest gelegt, während der Hund neben dem Spielfeld liegt. Abwechselnd bekommt der Hund vom Therapeuten und vom Kind den Befehl „Würfeln!", anschließend wird gesetzt. Nach dem Setzen wird das Spiel regelgerecht weitergespielt.*

Hinweis an den „Hundeführer": *Der Hund benötigt eine rutschfeste Unterlage, damit der Würfel nicht wegrutschen kann.*

Variante mit passivem Hund: *An Stelle der Chips, die nach dem Würfeln gewonnen werden, können auch Leckerlis genommen und abgelegt werden, die am Ende des Spiels an den Hund verfüttert werden.*

„Wer? Wie? Was?"

Ziel: *Behebung von grammatischen Auffälligkeiten: Nomen (Einzahl, Mehrzahl), Verben (einstellig und zweistellig), Adjektive und Präpositionen*

Einsatz des Hundes: *aktiv*

Hundekommando: *„Würfeln!"*

Material:

- Spiel „Wer? Wie? Was?" (Bücklein et al. 2000-2004)
- großer Würfel (Kap. 8)
- Podest (Kap. 8)
- rutschfeste Unterlage zum Würfeln (z. B. ein Handtuch)

Durchführung: Das Spiel kann auf dem Boden gespielt werden. Das Spielfeld kann auf dem Podest abgelegt werden. Der Hund liegt neben den Spielfeldern und hat den Würfel vor sich liegen. Abwechselnd bekommt der Hund vom Therapeut und vom Kind den Befehl „Würfeln!", anschließend wird die Figur gesetzt. Nach dem Setzen wird nach den allgemeinen Regeln weitergespielt.

Hinweis an den „Hundeführer": Für das Würfeln wird eine rutschfeste Unterlage benötigt, damit der Würfel nicht wegrutscht.

Variante mit passivem Hund: Für jede benannte Wortkarte bekommt der Patient ein Leckerli, das er nach oder während des Spiels verfüttern darf.

6.2 Therapie phonetisch-phonologischer Störungen

An dieser Stelle werden einige Ideen zu den vielfältigen Bereichen der Therapie phonetisch-phonologischer Störungen vorgestellt. Es handelt sich hierbei um eine Therapie zur Behebung von Aussprachestörungen. Dabei wird unterschieden, ob das Kind den Laut nicht produzieren kann (phonetische Therapie, hier nach van Riper) oder ob das Lautinventar noch nicht ausreichend differenziert, die Laute also nicht korrekt voneinander unterschieden werden können (phonologische Therapie).

Therapie phonetischer Störungen

Erarbeitung des Ziellautes

Ziel: *Erarbeitung des korrekten Lautes*

Einsatz des Hundes: *aktiv*

Hundekommandos: *„Platz!", „Nimm's Dir!"*

Material: *keins*

Durchführung: *Das Kind wird angeleitet, den Laut korrekt zu bilden. Dann wird es aufgefordert, den Ziellaut mehrfach zu üben. Für jeden Versuch des Kindes darf es dem Hund ein Leckerli gegeben. Da der Versuch und nicht nur die korrekte Artikulation belohnt wird, ist dies ein hoher Anreiz für die Kinder zu üben. Fehlerhafte Artikulationen werden natürlich korrigiert.*

Die Lautebene wird gefestigt, indem Stephanie bei der Erarbeitung eines Frikativs das Leckerli durch die Leckerlirutsche zu Finja gleiten lässt (Abb. 27). Während das Leckerli herunterrutscht, soll der korrekte Laut gebildet werden.

Fall-beispiel

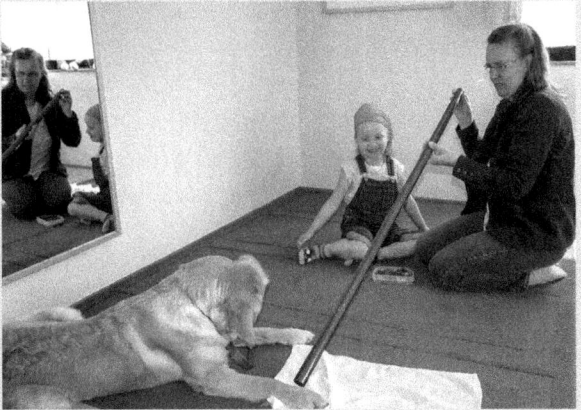

Abb. 27: Stephanie lässt die Leckerlis durch die Rutsche fallen und Finja wartet darauf.

Ergebnis: Stephanie kann den korrekten Laut sehr schnell übernehmen, sodass die Übung mit der Leckerlirutsche beginnen kann. Das Halten des Lautes während des Rutschvorgangs gelingt Stephanie von Anfang an gut. Bald kann bemerkt werden, dass der Laut unterbewusst artikuliert wird, weil die Aufmerksamkeit auf das Ankommen des Leckerlis bei Finja liegt. Finjas erwartungsvoller Blick motiviert Stephanie zum Weiterüben, auch als die eigentliche Übungsmenge schon verfüttert ist. Die Fresspause, die durch Finja entsteht, führt einerseits zu einer kurzen Pause im Üben, andererseits trägt das Fressen auch zur Erheiterung des Therapeuten und vor allem bei Stephanie bei. Die Übung mit Finja führt zu einem positiven Gefühl für die Therapie, sodass Korrekturen an der Artikulation, die vorgenommen werden müssen, als nicht schlimm empfunden werden.

Erarbeitung der Silbenebene

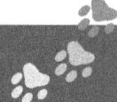

Ziel: Der korrekte Laut soll auf Silbenebene produziert werden.

Einsatz des Hundes: aktiv

Hundekommandos: „Platz!", „Nimm's Dir!"

Material:
- *Flaschengestell (Kap. 8)*
- *Farbwürfel*
- *evtl. farbige Schälchen*

Durchführung: Gespielt wird mit vier Silben, die den Flaschenfarben des Flaschengestells zugeordnet werden. Um zu ermitteln, welche Silbe benannt werden soll, wird mit einem Farbwürfel die zu artikulierende Silbe ausgewählt. Wird die Farbe Weiß gewürfelt, so darf sich derjenige, der gewürfelt hat, eine Silbe aussuchen. Bei Schwarz bestimmt der andere die zu sprechende Silbe. Nach oder während des Artikulierens wird ein Leckerli in die entsprechende Flasche geworfen. Am Ende darf das Kind dem Hund zeigen, welche Flasche er umdrehen darf.

Variation: Zu jeder Flaschenfarbe wird ein gleichfarbiges Schälchen mit einer vorher bestimmten Anzahl von Leckerlis gestellt. Diese werden beim Würfeln den Flaschen zugeordnet. Sind die Schälchen leer, so ist die Übung beendet.

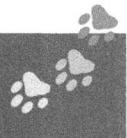

Erarbeitung der Wortebene – Übungen mit dem Würfel

Ziel: Der korrekte Laut soll auf Wortebene produziert werden.

Einsatz des Hundes: aktiv/passiv

Hundekommandos: „Platz!", „Nimm's Dir!"

Material:
- Lautkarten
- Würfel
- Spielfigur

Durchführung: Die Wortkarten werden in einen Kreis gelegt werden. Auf jede Karte wird ein Leckerli gelegt. Auf eine Karte wird eine Figur gestellt, die durch Würfeln bewegt wird. Soll der Hund passiv eingesetzt werden, so würfeln Patient und Therapeut. Bei der Variante mit aktivem Hund würfelt der Hund (Abb. 28). Die Karte, auf der die Figur endet, wird umgedreht und benannt. Das Leckerli bekommt der Hund entweder für die Artikulation (passiver Hund) oder er bekommt es für das Würfeln (aktiver Hund).

Fallbeispiel

Die Wortkarten liegen im Kreis. Auf eine Karte wird eine Figur gestellt. Finja würfelt, damit die Figur die entsprechende Anzahl an Karten vorgezogen werden kann. Die letzte Karte wird umgedreht und artikuliert. Wichtig ist, dass der Hund nur auf Befehl frisst. Andernfalls würde er sich an der offen stehenden Leckerlidose bedienen wollen.

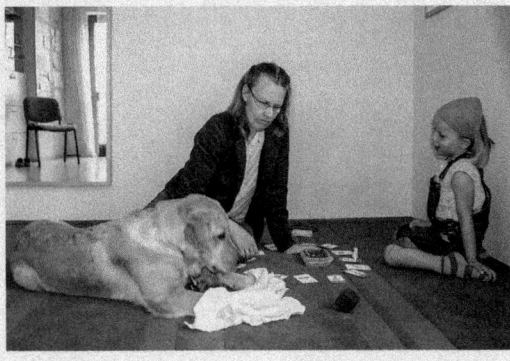

Abb. 28: Finja würfelt

Ergebnis: Diese Übung gefällt Stephanie sehr gut. Sie lässt Finja würfeln, setzt und artikuliert die Bildkarten weitestgehend korrekt. Trotzdem ist die Anforderung sehr hoch für Stephanie: das Kommando zu geben, Finja zu belohnen, zu setzen und abschließend auf die richtige Artikulation zu achten. Darum übernimmt der Therapeut die Leitung des Hundes, sodass Stephanie nur noch setzen und artikulieren muss.

Wortebene und freie Satzebene – Übungen mit dem Hütchenspiel

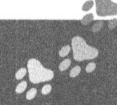

Ziel: *Der korrekte Laut soll auf Wortebene produziert werden.*

Einsatz des Hundes: *aktiv*

Hundekommandos: *„Platz!", „Nimm's Dir!"*

Material:
- *Lautkarten*
- *Hütchenspiel*

Durchführung: *Unter jedes Hütchen des Spiels wird ein Leckerli gelegt. Neben das Spielbrett werden die Karten in der gleichen Form gelegt, die auch das Hütchenspiel beinhaltet. Nun wird dem Hund abwechselnd gesagt und gezeigt, welches Hütchen er nehmen darf. Im Anschluss wird die entsprechende Karte umgedreht und benannt.*

Variation für die freie Satzebene: *An Stelle einer Wortkarte werden zwei Karten übereinander gelegt. Aus diesen beiden Wortkarten soll dann ein Satz frei gebildet werden.*

Fallbeispiel

Halil und der Therapeut füllen das „Hütchenspiel" und legen neun Lautkarten neben das Spielbrett auf den Boden. Abwechselnd wird Fithe das Kommando „Nimm's Dir!" gegeben und auf ein Hütchen gezeigt (Abb. 29). Nachdem Fithe das Hütchen gezogen hat, wird die entsprechende Karte umgedreht und benannt.

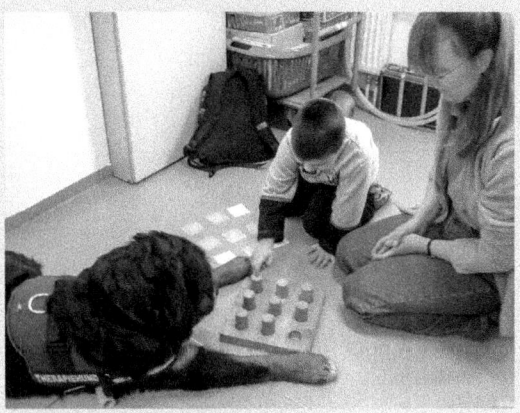

Abb. 29: Hütchenspiel mit Fithe

Ergebnis: Halil übernimmt die neuen Wörter schnell in seinen Wortschatz. Die Arbeit mit Fithe macht ihm sehr viel Spaß.

Spezielle Übungen bei Kappazismus

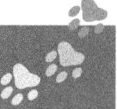

Ziel: Der korrekte Ziellaut soll im Satz gebildet werden.

Einsatz des Hundes: aktiv oder passiv

Hundekommandos: alle Kommandos, die für die Verbkarten nötig sind, z. B. „Such!", „Nimm's Dir!", „Spring!", „Pfötchen!", „Diener!"

Material:
- Bilder mit Verben (z. B. aus „Das perfekte Spiel", Schelten-Cornish 2011)
- Material für die einzelnen Verben
- Sprung (Kap. 8)

Durchführung: Der Therapeut und der Patient ziehen abwechselnd Karten, auf denen Verben stehen, die der Hund ausführen kann. Dann wird gesagt: „Kann der Hund …?" Wenn der Hund das kann, wird das Kommando ausgeführt. Am Ende wird dann die Feststellung getroffen: „Der Hund kann …"

Variation mit passivem Hund: Therapeut und Patient setzen sich auf den Boden.

Der Hund liegt gegenüber. Abwechselnd sagen Therapeut und Patient dem Hund,

- *was sie können,*
- *was sie noch nicht können,*
- *was sie sich gerne* **kaufen** *möchten.*

Für jeden gesagten Satz wird dem Hund ein Leckerli zugeschoben.

Variante für andere Laute:

- *Schetismus: „Der Hund/der Patient oder der Therapeut springt …" (aktiver Hund), „ich war schon mal …" (passiver Hund)*
- *Sigmatismus: „der Hund* **soll** *…" (aktiver Hund), „ich* **esse** *gerne …" (passiver Hund; Hund wird bei jedem Satz gefüttert).*

Fall-beispiel

Sigmatismus-Therapie auf Satzebene: Stephanie werden verschiedene Kommandos gezeigt, die Finja ausführen kann. Diese Kommandos sind auf Karten gemalt. Abwechselnd werden einzelne Karten gezogen und dem, der nicht gezogen hat, wird die Aufgabe mitgeteilt: „Finja soll …" oder „Finja soll sich …".

Ergebnis: Stephanie zieht gerne die Karten und führt die vom Therapeuten gegebenen Aufforderungen gerne aus. Die Artikulation des Zielsatzes fällt ihr anfangs schwer, weil sie durch die Aussicht, Finja zu führen, abgelenkt ist. Im Laufe der Übungen kann sie sich auch auf den Zielsatz einlassen. Die korrekte Artikulation ist dann kein Problem mehr.

Spezielle Übungen bei Vorverlagerungen

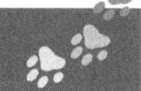

Ziel: *Der korrekte Ziellaut soll im Satz korrekt gebildet werden.*

Einsatz des Hundes: *aktiv*

Hundekommandos: *alle Kommandos, die für die Verbkarten nötig sind, z. B. „Such!", „Schlaf!", „Spring!"*

Material:

- *Bilder mit Verben (z. B. aus „Das perfekte Spiel", Schelten-Cornish 2011)*
- *Material für die einzelnen Verben*

*Durchführung: Mit dem Patienten wird ein Memory gespielt, in dem viele Verben abgebildet sind, die Kommandos entsprechen. Diese können mit dem Hund ausgeführt werden. Beim Aufdecken der Karten wird immer artikuliert, was die Person „**ge-**"macht hat. Wird ein Pärchen aufgedeckt, so wird das Kommando ausgeführt. Anschließend wird nochmals gesagt, was der Hund „**ge-**"macht hat.*

Variation mit passivem Hund: Therapeut und Patient setzen sich auf den Boden. Der Hund liegt gegenüber. Abwechselnd sagen Therapeut und Patient dem Hund,
- *was sie heute schon „ge-"macht haben,*
- *was sie überhaupt schon einmal „**ge-**"macht haben.*

Für jeden gesagten Satz wird dem Hund ein Leckerli zugeschoben.

Therapie phonologischer Störungen

Die hier beschriebenen Übungskonzepte können auch in die Therapie mit Kindern mit einer Auditiven Verarbeitungs- und Wahrnehmungsstörung (AVWS) übernommen werden.

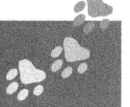

Lautidentifikation mit aktivem Hund

Ziel: Der Patient soll einen Ziellaut von anderen Lauten unterscheiden können.

Einsatz des Hundes: aktiv

Hundekommando: „Nimm's Dir!"

Material:
- *Schüssel (bei Variante mit passivem Hund)*

Durchführung: Der Patient sitzt mit dem Therapeuten auf dem Boden. Der Therapeut lautiert. Der Patient bekommt die Aufgabe, dem Hund immer dann ein Leckerli zu geben, wenn er den Ziellaut hört. Mit welchem Schwierigkeitsgrad begonnen wird, ist vom Patienten abhängig.

Variation: Die Übung kann auch mit Silben oder Wörtern durchgeführt werden.

Variante mit passivem Hund: Der Therapeut sitzt mit dem Patienten am Tisch. Auf dem Tisch steht eine Schüssel, in die der Patient immer dann ein Leckerli legen darf, wenn er den Ziellaut hört.

Lautdifferenzierung mit aktivem Hund

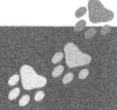

Ziel: *Der Patient soll zwei Laute auf Lautebene voneinander unterscheiden können.*

Einsatz des Hundes: *aktiv*

Hundekommandos: *„Platz!", „Nimm's Dir!"*

Material:
* *Symbolbilder für die zu unterscheidenden Laute*

Durchführung: *Der Patient sitzt mit dem Therapeuten vor dem Hund auf dem Boden. Der Hund liegt im „Platz!". Neben der einen Pfote liegt das Symbol für den einen Laut (z. B. „Delfin" für „d" und „Bär" für „b"). Der Therapeut spricht die zu unterscheidenden Laute vor. Nun soll der Patient die Leckerlis jeweils den gehörten Lauten/Wörtern zuordnen und neben die Pfote legen.*

Variation: *Die Übung kann auch mit Silben oder Wörtern durchgeführt werden.*

Fallbeispiel

Robert soll die Laute /b/ und /d/ anhand von auditiven und visuellen Reizen differenzieren. In einiger Entfernung stehen Kombikegel mit den Symbolkarten. Die Therapeutin lautiert und Robert schickt Finja zum „B-Bär" oder „D-Delfin".

Ergebnis: Robert macht diese Übung mit dem Hund viel Spaß. Die Differenzierung fällt ihm jedoch schwer. Auch zum Ende dieser Therapieeinheit kann er die Unterscheidung noch nicht korrekt treffen. Darum wird diese Übung später variiert und wiederholt. Auf die Wiederholung dieser Übung freut sich Robert, da er gar nicht wahrgenommen hat, wie viel er geübt hat.

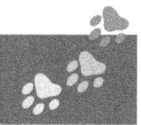

Lautlokalisation mit aktivem Hund

Ziel: *Der Patient soll einen Ziellaut im An-, In- und Auslaut auf Silbenebene lokalisieren können.*

Einsatz des Hundes: *aktiv*

Hundekommandos: *„Schlafen!", „Platz!", „Nimm's Dir!"*

Material:
- *Symbolbild für den Ziellaut*
- *bei der Variante evtl. Wortliste mit dem Ziellaut*
- *Vorlage für die Lautlokalisation (Variante mit passivem Hund; Download unter www.reinhardt-verlag.de)*

Durchführung: *Der Patient sitzt mit dem Therapeuten auf dem Boden neben dem Hund. Der Hund liegt im Platz oder auf der Seite. Wenn der Therapeut die Silbe benennt, soll der Patient beim Anlaut das Leckerli auf oder zum Kopf des Hundes legen, beim Inlaut auf oder neben den Rücken/Bauch und beim Auslaut auf oder neben die Kruppe. Am Ende der Übung bekommt der Hund das Kommando zum Fressen.*

Variante: *Die Übung kann auch auf Wortebene durchgeführt werden.*

Variante mit passivem Hund: *Der Patient sitzt mit dem Therapeuten am Tisch. Vor ihnen liegt die Vorlage zur Lautlokalisation. Der Therapeut nennt ein Zielwort, und der Patient bekommt die Aufgabe, das Leckerli an die entsprechende Stelle der Vorlage zu legen (Anlaut, Inlaut oder Auslaut). Die Leckerlis können während der Übung oder danach an den Hund verfüttert werden.*

Hinweis an den Hundeführer bei der Variante mit passivem Hund: *Das Verfüttern der Leckerlis während der Übung benötigt mehr Zeit, als das Verfüttern nach der Übung.*

6.3 Therapie semantisch-lexikalischer Störungen

Dieser Therapieansatz richtet sich an Kinder mit eingeschränktem oder undifferenziertem Wortschatz. Die Erweiterung des Wortschatzes soll für das Kind praktisch erlebbar umgesetzt werden.

Ideen nach dem HOT-Konzept

Der „Handlungsorientierte Therapieansatz" (*Weigl/Reddemann-Tschaikner 2009*) verbindet Planung, Durchführung und Reflexion einer Handlung, um die lexikalischen Fähigkeiten des Kindes zu fördern.

Bei diesem Konzept geht es u. a. darum, anhand von Bildmaterialien Handlungen zu planen, in die Tat umzusetzen und sie zu einem späteren Zeitpunkt anhand der Bildmaterialien erneut zu versprachlichen. Planung und Umsetzung einer Handlung sind eine ideale Therapieform für die Arbeit mit einem Hund, da die Kinder in die Planung und Abläufe sehr gut integriert werden können. Die Reflexion der Handlung ist oft mit positiver Erinnerung an eine „tolle Stunde" verknüpft. Die hier vorgestellte Möglichkeit soll als Anregung für neue Ideen dienen.

Alle hier benannten Kommandos werden im Kap. 5.4 beschrieben. Bei der HOT-Therapie wird der Hund immer „aktiv" eingesetzt.

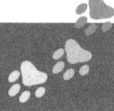

„Vom Morgen bis zum Abend"

Ziele: Benennen von Verben, Erarbeiten des Wortfelds „Tagesablauf" einschl. des semantischen Umfelds, Anregung der Spontansprache.

Einsatz des Hundes: aktiv

Hundekommandos: „Schlafen!", „Aufstehen!", „Nimm's Dir!", Kommandos nach Wahl

Material:
- *Bild eines Tagesablaufs (z. B. aus Pustlauk 2001)*
- *Bilder von Tagesutensilien (z. B. aus Neubert et al. 1995 oder Lehnert 2010)*

- Bilder von Verben (z. B. aus Schelten-Cornish 2011)
- Decke, Kissen
- Bürste, Kamm
- Teller, Messer, Würstchen
- Utensilien für die Kommandos

Durchführung: Die Therapie beginnt immer am „Planungstisch". Der Therapeut legt ein Bild von einem Tagesablauf auf den Tisch und bespricht mit dem Kind, was es sieht. Anschließend lässt er sich vom Kind erklären, wie es seinen Tag begonnen hat. Dann werden Bilder der einzelnen Tagesstationen aufgedeckt, sortiert und besprochen (z. B. Kind im Bett, Wecker, Bürste, Kamm, Zahnbürste, Kleidung, Frühstücksutensilien [Messer, Teller, Würstchen o. ä.], Bild bei der Arbeit, Bild beim Spielen, Abendessen, Nachtruhe). Dann erfolgt die Rollenverteilung: „Eltern" (Therapeut und Patient) und „Kind" (Hund).

Die praktische Umsetzung findet auf dem Boden statt. Die einzelnen Tagesstationen werden mit dem Hund nachgespielt. Der Hund liegt auf dem Boden und „schläft". Er wird geweckt, gebürstet und angezogen. Dann bereiten die „Eltern" (der Patient und der Therapeut) zusammen das Frühstück vor (Würstchen schneiden) und lassen es vom Hund verzehren. Danach soll der Hund „arbeiten" (Kommandos ausführen). Später darf er spielen. Zuletzt muss er ins „Bett" und wird zugedeckt.

Beim nächsten Termin erfolgt die Nachbearbeitung – sie findet wieder am „Planungstisch" statt. Wieder liegt das Bild mit dem Tagesablauf auf dem Tisch und auch die Bilder liegen jetzt offen. Anhand dieses Materials wird die Handlung nochmals besprochen, und die Bilder werden in der richtigen Reihenfolge in ein Bilderbuch geklebt.

Hinweis an den „Hundeführer": Hierbei sollte der Hund sowohl auf Hörzeichen und auf Sichtzeichen reagieren können, damit der Hundeführer bei Unsicherheiten oder Missverständnissen des Patienten in der Durchführung der Kommandos den Hund per Sichtzeichen führen kann. Der Hund muss natürlich mit allen Materialien vertraut sein und darf keine Angst im Umgang mit ihnen haben. Außerdem muss die Kleidung dem Hund angepasst sein und sich leicht an- und ausziehen lassen, damit das Kind den Hund anziehen kann.

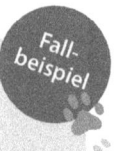

Gemeinsam wird die Idee „vom Morgen bis zum Abend" mit Kazim, der am Fragilen-X-Syndrom leidet und Fithe umgesetzt (Abb. 30).

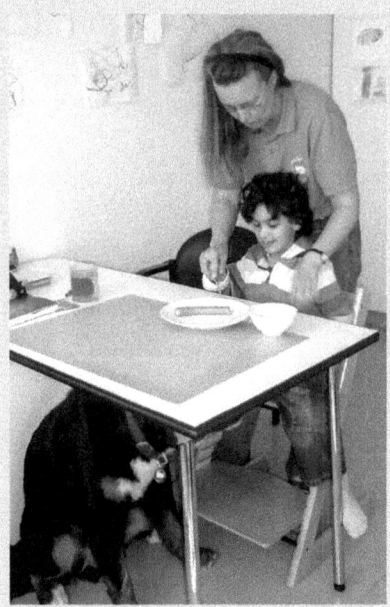

Abb. 30: Kazim schneidet als Frühstück Würstchen für Fithe

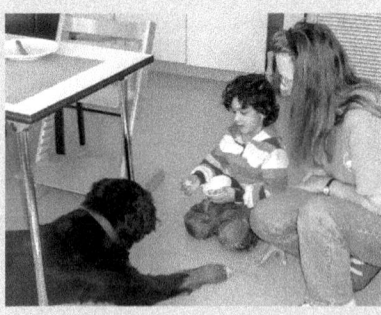

Abb. 31: Kazim nimmt Blickkontakt auf und verfüttert die Würstchen

Ergebnis: An dieser Stelle wird sichtbar, wie wichtig es ist, dass der Hund nur auf Befehl frisst und Kazim mit seinen leckeren Würstchen nicht bedrängt. Am Ende baut Kazim aus eigenem Antrieb ein Bett für Fithe und deckt ihn zu. Dies ist die erste selbstständige Handlung, in der Kazim Eigeninitiative und Fantasie beweist.

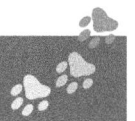

„Der Arztbesuch"

Ziele: *Benennen von Körperteilen, Benennen von Verben, Nomen und Adjektiven aus dem Wortfeld „Arzt", Anregung der Spontansprache in verschiedenen Rollen*

Einsatz des Hundes: *aktiv*

Hundekommandos: *„Platz!", „Schlafen!", „Nimm's Dir!", evtl. „Sitz!" und „Pfötchen!"*

Material:
- *Bild einer Arztpraxis mit Arztutensilien (z. B. aus Knizia 2004)*
- *Bilder von Körperteilen (z. B. aus Neubert et al. 1995)*
- *echtes Stethoskop*
- *Verbandmaterial (da das Verbandmaterial nicht steril sein muss, können auch Eltern und Patienten nach abgelaufenen Erste-Hilfe-Kästen gefragt werden)*
- *Vitaminpaste, Hundeleberwurst o. ä. als „Salbe"*
- *Leckerlis als „Tabletten"*

Durchführung: *Die Therapie beginnt immer am „Planungstisch". Der Therapeut legt zunächst ein Bild von einer Arztpraxis auf den Tisch und bespricht mit dem Kind, was es sieht. Er lässt sich vom Kind den letzten Arztbesuch erzählen, wenn dies möglich ist.*
Dann werden Bilder vom Körper (Arme, Beine, Rumpf, Kopf ...) und von Arztutensilien (Stethoskop, Verbandsmaterial, „Salbe" ...) auf den Tisch gelegt und deren Anwendung besprochen. Ist dies geschehen, werden die Rollen verteilt, z. B. Therapeut ist der Arzt, Patient ist der Angehörige, der Hund ist der Patient, und es wird besprochen, worum es gehen kann (z. B. der Hund hat sich an der Pfote verletzt). Sind die Rollen verteilt und jeder weiß, worum es geht, kann der Arztbesuch beginnen.
Die praktische Umsetzung erfolgt auf dem Boden. Der „Arzt", der „Angehörige" und der „Patient" beginnen mit dem Arztgespräch: was ist passiert, wo tut es dem Patienten weh ... Dann wird der „Patient" vom Arzt unter Mithilfe des „Angehörigen" untersucht: Der Hund wird abgelegt und von beiden vom Kopf bis zur Rute abgetastet. Dies wird, entgegen dem HOT-Konzept, verbal begleitet (z. B. Benennen der Körperteile, Vergleiche Hund-Mensch/Erwachsener-Kind, taktile Unterschiede des Fells ...). Anschließend wird der Hund mit dem Stethoskop von beiden abgehört (auch hier können Vergleiche zum eigenen Herzen, zum Herzen des anderen besprochen werden). Anschließend wird nochmals genau die „kranke Pfote" untersucht, die „Salbe" wird aufgetragen und die Pfote wird von beiden verbun-

den. Dann folgt die Verabschiedung vom Arzt mit Hinweisen auf die weitere Behandlung (z. B. „Tabletten" mitgeben und vom Kind verabreichen lassen). Danach
wird der Verband wieder gelöst und der Hund gelobt. Er darf die „Salbe" ablecken
und bekommt die „Tabletten" als Belohnung.

Die Nachbearbeitung erfolgt beim nächsten Termin und findet wieder am „Planungstisch" statt. Wieder liegt das Bild mit der Arztpraxis auf dem Tisch, und auch
die Bilder liegen jetzt offen. Anhand dieses Materials wird die Handlung nochmals
besprochen, und die Bilder werden, wenn möglich, in richtiger Reihenfolge abgelegt oder in ein Bilderbuch geklebt. Nun könnte auch ein Rollenwechsel erfolgen,
indem auch der Hund der Arzt sein kann und das Kind oder den Therapeuten „untersucht". Dabei können z. B. Leckerlis an verschiedene Köperstellen abgelegt und
vom Hund erschnüffelt und genommen werden.

Hinweis an den „Hundeführer": Der Hund muss gelernt haben, von zwei Personen „bedrängt" zu werden. Er sollte lange liegen bleiben können, am besten auf
der Seite zum besseren Verbinden. Hier sollte auf Vorlieben des Hundes bezüglich
der Unterlage oder der Liegeseite Rücksicht genommen werden. Er sollte Verbände, Stethoskope etc. kennen und keine Angst davor haben. Beim Verbinden ist darauf zu achten, dass der Verband nicht zu fest umgelegt wird – das sollte vorher
geübt werden. Außerdem kann der Verband um die Pfote beim Laufen zum Aus-
rutschen des Hundes führen, auch darauf sollte geachtet werden.

Ist der Hund der Arzt, muss er gelernt haben, nur die Leckerlis zu nehmen, die er
nehmen soll. Und er sollte nicht über/auf den Patienten steigen, es sei denn, dieser möchte es.

Wortschatzerweiterung: Nomen, Verben, Adjektive und Präpositionen

In diesem Kapitel werden einige Ideen zum Bereich der Wortschatzerwei-
terung vorgestellt. Die Reihenfolge der Therapievorschläge ergibt sich aus
der Sprachentwicklung des Kindes: Nomen, Verben, Adjektive und Präpositionen.

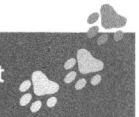

Einführung in die Nomen- und Artikelarbeit

Ziele: Vorstellung und Benennen von Nomen, z. B. in einem Wortfeld, Zuordnung zu den korrekten, bestimmten Artikeln

Einsatz des Hundes: *passiv*

Hundekommando: „Nimm's Dir!"

Material:
- drei Reifen
- drei Symbolkarten (rot, blau und grün)
- Bildkarten (z. B. aus Neubert et al. 1995 oder Lehnert 2010)

Durchführung: Auf dem Boden befinden sich drei Reifen, in denen Symbolkarten für die drei bestimmten Artikel liegen (z. B. rot = der, blau = die, grün = das). Der Therapeut verteilt Bildkarten zu einem Wortfeld verdeckt vor den Reifen. Abwechselnd werden nun Bildkarten aufgedeckt, benannt und den entsprechenden Reifen zugeordnet. In einem zweiten Schritt werden die Bildkarten eines Artikels wiederholt und gegen Leckerlis eingetauscht. Am Ende darf das Kind dem Hund sagen, welche Leckerlis er zuerst fressen darf. Das Kind kann die Leckerlis auch direkt dem Hund geben.

Variante: In den Reifen liegen bereits abgezählt Leckerlis. Diese werden direkt gegen die Bildkarten unter Benennung der Nomen und Artikel eingetauscht.

Hinweis an den „Hundeführer": Der Hund muss lange auf seine Leckerlis warten können.

Fall-
beispiel

Artikelzuordnung: Die Wortschatzkarten zum Thema „Tiere" werden zunächst besprochen und den Artikeln zugeordnet. Jeder Artikel bekommt eine Farbe (rot = „der", blau = „die" und grün = „das"). Die Vorlagen dafür liegen auf dem Boden. Nachdem alle Tierkarten den Artikeln und den Vorlagen zugeordnet sind, werden sie nochmals benannt, und die Karten werden durch Leckerlis getauscht.

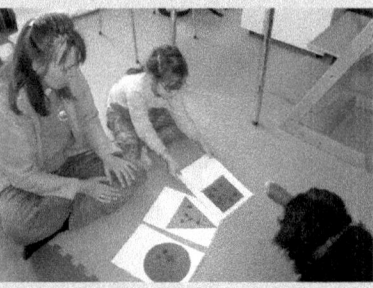

Ergebnis: Die Benennung der Karten mit dem bestimmten Artikel gelingt Emine beim zweiten Durchgang gut. Das Verfüttern der Leckerlis macht dem Mädchen viel Spaß (Abb. 32).

Abb. 32: Artikelzuordnung: Emine gibt Fithe die Leckerlis

Nomen und bestimmte Artikel – „Rotkäppchenspiel"

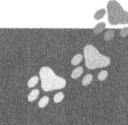

Ziel: Erweiterung des aktiven und passiven Wortschatzes

Einsatz des Hundes: aktiv

Hundekommandos: „Nimm's mit!", „Räum's auf!"

Material:
- Gegenstände aus verschiedenen Wortfeldern
- ein Korb mit Henkel zum Einsammeln

Durchführung: Im Raum werden verschiedene Gegenstände zu verschiedenen Wortfeldern verteilt. Nachdem der Therapeut mit dem Patienten besprochen hat, welche Wortfelder es gibt, wird der Patient aufgefordert, die Gegenstände einzusammeln. Das soll er nicht allein tun, sondern er nimmt den Hund mit, der einen

Korb trägt, in dem die Gegenstände gesammelt werden können. Sind alle Gegenstände eines Wortfelds beisammen, werden sie zum Therapeuten gebracht. Danach ist das nächste Wortfeld dran.

Sind alle Gegenstände eingesammelt, werden sie abwechselnd benannt. Beim Benennen kann für jeden Begriff ein Leckerli an den Hund verfüttert werden.

Variante: Der Hund kann beim Einsammeln der Gegenstände mithelfen, indem er sie aufnimmt und in einen Korb fallen lässt.

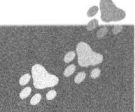

Adjektive – „Körperschema"

Ziel: *Erarbeitung von Adjektiven in Zusammenhang mit dem Vergleich des Körperschemas von Hund und Mensch*

Einsatz des Hundes: *aktiv*

Hundekommandos: *„Steh!", „Platz!"*

Material: *keins*

Durchführung: *Der Hund steht oder liegt und wird gemeinsam mit dem Therapeuten betrachtet. Der Hund wird im Hinblick auf die Adjektive untersucht: Was ist weich? Was ist hart? Was ist trocken? Was ist nass? Was ist groß/klein? Was ist lang/kurz? ... In einem späteren Schritt wird der menschliche Körper mit dem des Hundes verglichen: Gibt es auch hier Ähnlichkeiten/Unterschiede?*

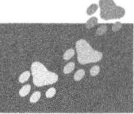

Präpositionen

Ziel: *Einführung in Präpositionspaare „auf" und „unter" mittels durchgeführter Aktion*

Einsatz des Hundes: *passiv*

Hundekommando: *„Nimm's Dir!"*

Material:
- Hocker
- Schüssel, Dose

Durchführung: *Gespielt wird mit einem Zweifarbenwürfel oder einer Münze. Jeder Farbe oder jeder Seite wird eine Präposition zugeordnet (z. B. Kopf ist „auf", Zahl ist „unter"). Dann wird ein Hocker bereitgestellt, und Leckerlis werden abgezählt. Ist alles bereit, wird die Münze gedreht. Bei „Kopf" wird das Leckerli „auf den Hocker" gelegt, bei Zahl „**unter** den Hocker". Beides wird während der Handlung verbalisiert. Sind alle Leckerlis verspielt, so wird in einem zweiten Schritt erzählt, wo das Leckerli war. Dabei werden sie weggenommen und dem Hund gegeben.*

*Bei dieser Übung ist auch die Änderung des Akkusativs (erste Runde „auf **den** Stuhl") in den Dativ (zweite Runde „… lag auf **dem** Stuhl") zu beachten.*

Variation: *Eine ähnliche Übung kann auch mit den Präpositionen „in" und „aus" durchgeführt werden, indem die Leckerlis „in" oder „aus" einer Schüssel gelegt oder genommen werden. Bei den Präpositionen „vor" und „hinter" können die Leckerlis „vor" oder „hinter" eine Dose gelegt werden. Am Ende der Übungen bekommt der Hund die Leckerlis.*

Fall-beispiel

Erarbeitung von Präpositionen mit aktivem Hund: Für dieses Beispiel können entweder gegensätzliche Präpositionen (in und neben den Reifen) oder mehrere Präpositionen (in, neben, vor und hinter den Reifen) erarbeitet werden. Im Mittelpunkt steht die Verteilung von Leckerlis „vor", „in" und „neben" einen Reifen. Abwechselnd wird gewürfelt und das Leckerli entsprechend der Würfelzahl an die festgelegte Stelle des Reifens gelegt (Abb. 33). Dabei wird zunächst rezeptiv gearbeitet, indem der Therapeut den Satz verbalisiert. In einem zweiten Schritt wird dann rezeptiv und produktiv agiert. Die Anzahl der Leckerlis wird im Vorfeld festgelegt.

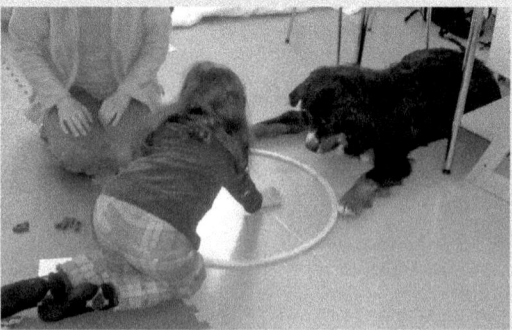

Abb. 33: Erva legt die Leckerlis an bestimmten Stellen des Reifens ab

Wenn alle Leckerlis verteilt sind, darf Erva bestimmen, welche Leckerlis Fithe zuerst fressen soll. Dabei werden die entsprechenden Präpositionen nochmals wiederholt.

Ergebnis: Durch die Verbildlichung und Aktivität in der Erarbeitung der Präpositionen kann Erva sehr schnell eine Verbindung von den Worten zur Aktion herstellen. Die erwartungsvollen Augen von Fithe sind für sie ein großer Anreiz, die Leckerlis zu verteilen. Zu bestimmen, welche Leckerlis Fithe zuerst fressen soll, ist für Ervas Selbstvertrauen wichtig.

Gemischte Präpositionen mit dem Hund

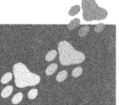

Ziel: Nonverbales Ausagieren oder aktives Benennen verschiedener Präpositionen am Hund

Einsatz des Hundes: aktiv

Hundekommandos: „Platz!", „Nimm's Dir!"

Material: keins

Durchführung: Der Hund liegt auf dem Boden. Beim nonverbalen Ausagieren erteilt der Therapeut Aufträge, ob das Leckerli „auf", „unter", „neben", „hinter", „vor" oder „zwischen" den Hund gelegt werden soll (z. B. „Lege das Leckerli zwischen die Pfoten."). Liegt es richtig, darf der Hund sich das Leckerli auf Befehl nehmen.

Beim aktiven Benennen können entweder abwechselnd Aufträge erteilt werden, oder Patient und Therapeut benennen selbst, wo sie das Leckerli hinlegen.

Hinweis an den „Hundeführer": Für diese Übung muss das Kommando „Nimm's Dir!" sehr gut geübt werden, damit der Hund wartet, bis das Leckerli an der richtigen Stelle liegt und dort auch einen Moment liegen bleibt, bevor es genommen wird.

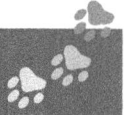

Verben

Für die Erarbeitung des Wortschatzes im Bereich Verben gibt es vielfältige Therapieansätze. Es hat sich jedoch als sehr sinnvoll erwiesen, die Verben aktiv „durchzuführen". Durch die Anwesenheit des Hundes können Personen erarbeitet werden, die in einem Zweiersetting nicht möglich sind. So gibt es die Personen „er" oder „sie" für den Hund und die Person „ihr".

Wortschatz Verben gemischt

Ziel: Mit dem Patienten soll der Wortschatz im Bereich Verben durch aktives Tun erarbeitet werden.

Einsatz des Hundes: aktiv

Hundekommandos: richten sich nach dem Memory

Material:
- Bilder mit Verben für das Memory (z. B. aus Schelten-Cornish 2011)
- die übrigen Materialien richten sich nach dem Inhalt des Memorys

Durchführung: Mit dem Patienten wird ein Verbmemory gespielt, in dem viele Verben zu sehen sind, die mit dem Hund ausgeführt werden können (z. B. „essen", „suchen", „springen", „gehen"). Während des Aufdeckens werden die Verben so benannt, wie sie auf den Bildern zu sehen sind, z. B. „Das Eichhörnchen springt". Wird das Paar aufgedeckt, so wird die Aktion „springen" mit dem Hund ausgeführt. Der Therapeut zeigt, wie das Kommando „Spring!" ausgeführt wird. Diese Aktion wird vom Therapeuten verbalisiert. Dann bekommt der Hund vom Patienten das Kommando: „Spring!". Auch das wird vom Therapeuten verbalisiert. Am Ende kann noch gefragt werden, ob der Patient auch springen möchte. Auch das wird wieder vom Therapeuten sprachlich begleitet. Auch der Therapeut kann mitspringen. Somit ergibt sich eine Reihe von Konjugationen: „Das Eichhörnchen springt", „er springt", „du springst" und „ich springe". Je nach Schwerpunkt der Therapie kann ein „wir springen" und „ihr springt" hinzugenommen werden.

6.4 Therapie syntaktisch-morphologischer Störungen nach Motsch

Bei diesem Therapieansatz geht es u. a. um die Erarbeitung der korrekten Satzstruktur, der korrekten Subjekt-Verb-Kongruenz und um die Erarbeitung anderer korrekter grammatischer Strukturen.

Ein Beispiel für die syntaktisch-morphologische Therapie ist die Kontextoptimierung *(Motsch 2017)*. Das Therapiekonzept arbeitet viel mit Visualisierungshilfen für die korrekte Stellung des Verbs im Satz und der korrekten Verbendstellung im Nebensatz. Daneben bietet es auch praktische Anleitung für den Erwerb des korrekten Dativs und Akkusativs. Bei der Auswahl der Durchführungsinhalte ist strikt darauf zu achten, dass nur der gewünschte Inhalt provoziert wird (also z. B. nur die Verbzweitstellung, nur der Dativ oder nur die Dativ-Akkusativ-Opposition). Eine Mischung von Inhalten (z. B. Verbzweitstellung und Dativ in einer Übungssequenz) ist nicht gewünscht, da immer nur eine grammatikalische Besonderheit geübt werden soll. Alle Aspekte der Kontextoptimierung lassen sich gut mit dem Hund umsetzen.

Verbzweitstellung – „Das faule Wort"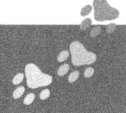

Ziel: Einführung in die Verbzweitstellung als praktische Übung

Einsatz des Hundes: aktiv

Hundekommando: „Platz und bleib!"

Material:
- *drei Reifen*
- *Bildkarten zum Thema „Essen" (z. B. aus Lehnert 2010)*
- *Realgegenstände „Essen" (z. B. Lebensmittel aus Holz)*

Durchführung: Hier geht es darum, dem Kind anhand einer praktischen Vorübung die Stellung des Verbs („Faules Wort") im Satz zu zeigen. Dazu werden drei Ringe in einer Reihe auf den Boden gelegt (Subjekt, Verb = „Faules Wort" und Objekt). Außerdem benötigen Sie Bilder oder Realgegenstände für das Verb und für das Objekt. Um das Kind nicht zu verwirren, sollte zunächst ein Verbbild genügen (z. B. „essen"). Die Objektkarten sind dann Dinge, die gegessen werden können. Es wäre gut, wenn die-

se als Realgegenstände vorhanden wären. Die Bilder liegen auf dem Tisch, genau-so wie zunächst die Realgegenstände. Die Verbkarte für „essen" liegt im mittleren Ring. Bei der ersten Runde zieht das Kind eine Objekt-Karte (z. B. „Apfel") und nimmt sich den Realgegenstand. Diesen übergibt es dem Therapeuten. Dann stellen sich alle Anwesenden in jeweils einen Ring. Das Kind und der Therapeut in die beiden Äußeren, der Hund liegt in der Mitte (Abb. 34). Danach wird der Satz gebildet.

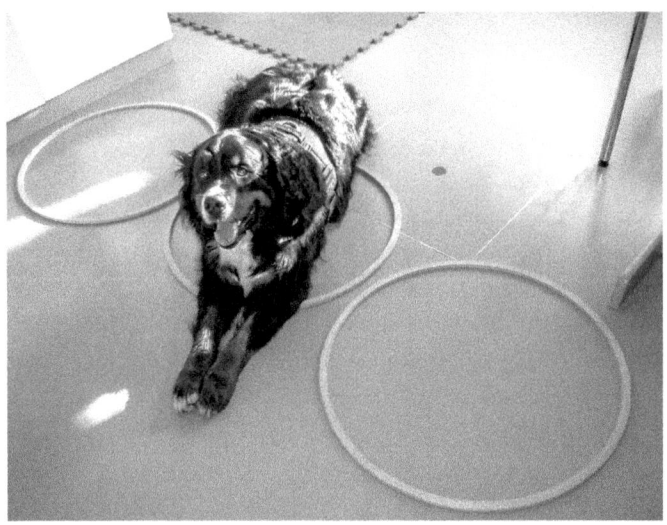

Abb. 34: Fithe liegt als „faules Wort" im mittleren Reifen

Für den weiteren Verlauf wird mit einer Visualisierungshilfe am Tisch gearbeitet (Abb. 35).

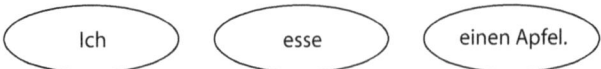

Abb. 35: Visualisierungshilfe SVO-Struktur

Dabei spricht jede Person seine Position, nur für den Hund wird natürlich gespro-chen. Anschließend wechseln Therapeut und Kind die Plätze und sprechen ihren Satz erneut (Abb. 36).

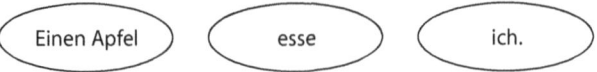

Abb. 36: Visualisierungshilfe Objekttopikalisierung

Der Apfel wird dann wieder abgelegt, und eine neue Objektkarte wird gezogen (z. B. „Birne"). Der Therapeut und das Kind nehmen wieder ihre Plätze ein und sprechen den neuen Satz: „Ich esse eine Birne." Die Plätze werden getauscht und der Satz ändert sich wieder: „Eine Birne esse ich."

So wird die Übung noch ein paar Mal fortgesetzt, bis das Kind bemerkt, dass der Hund (also das Wort „essen") nie den Platz wechselt, wohl aber der Therapeut und das Kind. Dann ist dieser Teil der Kontextoptimierung beendet. Natürlich darf der Therapeut dem Kind helfen, zu dieser Erkenntnis zu kommen.

Hinweis an den „Hundeführer": Der Hund muss gelernt haben, längere Zeit auf einem Platz liegen zu bleiben, auch wenn um ihn herum viel Bewegung ist. Er verkörpert ja das „faule Wort".

Vertiefung der Verbzweitstellung

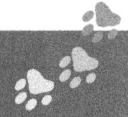

Ziel: Das „faule" Wort soll mittels einer Visualisierungshilfe abstrakter dargestellt und durch den Einsatz des Therapiebegleithundes konkretisiert werden.

Einsatz des Hundes: aktiv

Hundekommandos: „Hopp!", „Nimm's Dir!"

Material:
- Visualisierungshilfe „Satzbau" (Download unter www.reinhardt-verlag.de)
- Aktionskarten (z. B. aus Siegmüller/Kauschke 2006)

Durchführung: In einem dritten Schritt liegt die Visualisierungshilfe auf dem Tisch und daneben ein Stapel mit Aktionskarten. Diese sollten, wenn möglich, Änderungen in nur einer Satzposition haben – z. B. eine Änderung des Subjekts. Die Subjekte werden den Anwesenden angepasst: Therapeut, Hund, Junge oder Mädchen. Prädikat („springt") und Objekt („über den Baumstamm") bleiben gleich. Dann wird gezogen und der Satz anhand der Visualisierungshilfe gesprochen, z. B. ein Bild mit einem Hund, der über einen Baumstamm springt: „Der Hund – springt – über den Baumstamm."

Dann wird der Hund natürlich dazu aufgefordert, über ein aufgebautes Hindernis zu springen. Diese Handlung wird sprachlich begleitet. Bei dieser Gelegenheit kann der Satz variiert werden, damit keine stereotypen Sätze gelernt werden. Die nächste Karte zeigt ein Kind, das über den Baumstamm springt. Es findet also ein Wechsel der ersten Position (Subjekt) statt.

Während der Satz gesprochen wird, wird mit dem Finger auf die entsprechende Position der Visualisierungshilfe gedeutet. Es können zur Verdeutlichung auch Leckerlis auf die verschiedenen Positionen abgelegt werden, die der Hund, wenn er ein Kommando ausgeführt hat, bekommt. Die Leckerlis, die übrig bleiben, können am Ende der Sequenz verfüttert werden.

Hinweis an den „Hundeführer": *Sollte das Kind die Befehle für den Hund noch nicht kennen, dann sollten sie vor Beginn der Übung zusammen mit dem Kind geübt werden. Die Einführung der Kommandos während der Übung führt dazu, dass der Fokus von der Verbzweitstellung auf das Erarbeiten der Kommandos gelenkt und das Therapieziel nicht erreicht wird.*

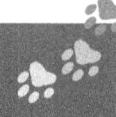

Verbendstellung im Nebensatz – „Das gefährliche Wort"

Ziele: *rezeptive, produktive und aktive Einführung der Nebensatzkonstruktion mit Verbendstellung*

Einsatz des Hundes: *passiv, aktiv*

Hundekommandos: *„Hopp!", „Nimm's Dir!" bei aktivem Hund*

Material:
- *Visualisierungshilfe „Nebensatzkonstruktion" (Download unter www.reinhardt-verlag.de)*
- *Flaschengestell (Kap. 8)*
- *Hindernis*

Durchführung: *Zunächst wird erklärt, was das „gefährliche Wort" ist und was es tut. Das „gefährliche Wort" (z. B. rot hinterlegt) ist die Nebensatzeinleitung. Das „Faule Wort" bekommt Angst und verkriecht sich ans Ende des Nebensatzes. Die veränderte Visualisierungshilfe verdeutlicht die Verbendstellung im Nebensatz (Abb. 37).*

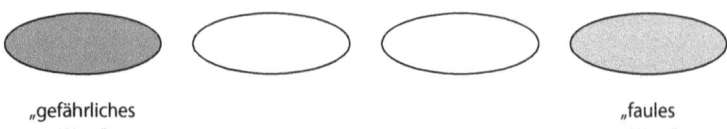

„gefährliches   „faules
   Wort"   Wort"

Abb. 37: Visualisierungshilfe Verbendstellung

Es könnte z. B. ein Regelbuch im Umgang mit dem Hund erstellt werden. Dazu werden Regeln aufgestellt (z. B. „Der Hund darf nicht auf die Straße rennen"). Im nächsten Schritt wird dann überlegt, warum die Regeln befolgt werden sollten (Abb. 38).

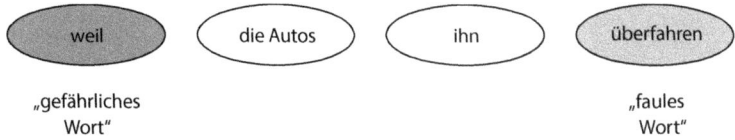

Abb. 38: Fortsetzung der Nebensatzkonstruktion

Auch hier können Sätze konstruiert werden, die den Hund mit einbeziehen („Ich gebe dem Hund das Leckerli, weil er gerne frisst": dann fressen lassen; „Ich baue das Hindernis auf, weil der Hund gerne springt", dann den Hund springen lassen). Auch hier sind der Fantasie und der eigenen Kreativität keine Grenzen gesetzt.

Hinweis an den „Hundeführer": *Sollte das Kind die Befehle für den Hund noch nicht kennen, dann sollten sie vor Beginn der Übung zusammen mit dem Kind durchgeführt werden. Die Einführung während der Übung führt dazu, dass der Fokus von der Verbendstellung auf das Führen des Hundes gelenkt wird.*

Akkusativ-Therapie – „Hockerspiel"

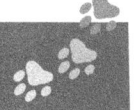

Ziele: *rezeptive und produktive Einführung des Akkusativs*

Einsatz des Hundes: *passiv*

Hundekommandos: *„Platz!", „Bleib!", „Nimm's Dir!"*

Material:
- *Hocker/Stuhl*
- *Zweifarbenwürfel/Münze*
- *Teppich (Variante mit aktivem Hund)*
- *Podest (Variante mit aktivem Hund) (Kap. 8)*

Durchführung: *Ein Hocker oder ein Stuhl wird in den Raum gestellt, auf und unter den die Leckerlis gelegt werden sollen. Dafür wird dann mittels Zweifarbenwü* oder Münze entschieden, wann das Leckerli auf den Stuhl/Hocker und wann es* ter den Stuhl/Hocker gelegt werden soll. Dann wird gewürfelt oder die Münze wird gedreht, und der entsprechende Satz wird gesprochen: „Ich lege das Leckerli auf/ unter **den** Stuhl/Hocker." Das Leckerli wird dann dort abgelegt. Der Zielsatz muss natürlich variiert werden, da es nicht darum geht, stereotype Sätze zu vermitteln, z. B. „Jetzt lege ich mein Leckerli auf …", „Mein Leckerli kommt auf …".

Als Variation kann das Kind entscheiden, wo es sein Leckerli hinlegen möchte: „Legst Du Dein Leckerli auf **den** Stuhl/Hocker oder unter **den** Stuhl/Hocker?" Dann wird es aufgefordert, in ganzen Sätzen zu antworten und das Leckerli entsprechend abzulegen.

Hat der Therapeut sein Leckerli abgelegt, gäbe es auch eine andere Fragemöglichkeit: „Wo habe ich mein Leckerli hingelegt? Auf **den** Stuhl/Hocker oder unter **den** Stuhl/Hocker?"

Während der gesamten Übung bleibt der Hund neben dem Geschehen liegen. Er ist nur der Zuschauer. Ganz am Ende der Übung wird das Kind gefragt, welche Leckerlis der Hund zuerst bekommt: „… die, die wir auf **den** Stuhl/Hocker gelegt haben oder die, die wir unter **den** Hocker/Stuhl gelegt haben?". Dann erst darf der Hund die Leckerlis bekommen. Ob er sie sich selber auf Befehl nehmen darf oder ob sie ihm gegeben werden, kann das Kind entscheiden.

Hinweis an den „Hundeführer": Der Hund muss für diese Übung gelernt haben, ruhig neben dem Geschehen liegen zu bleiben, ohne die Übung zu stören oder das Kind zu bedrängen, weil es Leckerlis hat. Wenn das nicht gewährleistet ist, so muss der Hund für diese Zeit auf seinen Platz geschickt werden.

Variation mit aktivem Hund: Der Hund wird z. B. auf **den** Teppich oder unter **den** Tisch gesetzt. Dazu können Karten mit den mitspielenden Personen (Therapeut, Patient und Hund) gezogen werden, die dann auf einen der beiden Orte gehen oder den Hund führen.

Dativ-Therapie – „Zoobesuch"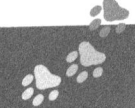

Ziele: rezeptive und produktive Einführung des Dativs

Einsatz des Hundes: aktiv

Hundekommando: „Voraus!" auf Sichtzeichen

Material:
- Tierfiguren
- Tiere als Bildmaterial (z. B. aus Lehnert 2010)

Durchführung: Dem Kind wird erklärt, dass nun ein Zoobesuch gespielt wird, bei dem der Hund einige Tiere besuchen gehen darf, weil dies seine Freunde sind. Dazu werden dativrelevante Tiere bereitgelegt, aus denen sich das Kind zunächst zwei Tiere aussuchen darf. Die anderen Tiere sind im Moment nicht da, sie sind auf der Weide. Die Tiere werden in einiger Entfernung vom Kind z.B. auf die rechte und linke Ecke eines Teppichs gestellt. Sie können auch in Form von Bildern aufgestellt werden. Dann sind sie für alle besser zu sehen.

Zu jedem Tier (z.B. zum Schwan und zum Schwein) wird ein Leckerli gelegt. Dann wird dem Kind der Auftrag gegeben, dass es den Hund zum Schwan schicken soll. Das Kind sagt dem Hund „Geh **zum** Schwan" und gibt das Sichtzeichen. Dort angekommen, darf er sich das Leckerli nehmen. Dann werden die Leckerlis wieder aufgefüllt, und der Hund wird erneut geschickt. Sollte der Hund sich geirrt haben, so kann er zum richtigen Tier geführt werden, und es kann ihm dort erklärt werden, was er hätte tun sollen.

Später wird dann das Kind mit Alternativ-Fragen zur Produktion angeregt: „Soll der Hund **zum** Schwan oder **zum** Schwein gehen?". Das Kind wird dazu angeregt, mit dem Dativ zu antworten.

Am Ende der Sequenz kann das Kind dem Therapeuten sagen, wo es den Hund hinschicken soll. Zwischendrin können natürlich auch die Zootiere ausgetauscht werden. Es müssen jedoch solche Tiere gewählt werden, die die gewünschte Dativ-Form erzwingen.

Hinweis an den „Hundeführer": Der Hund muss gelernt haben, auf Sichtzeichen zu einem bestimmten Punkt zu gehen und den anderen zu ignorieren.

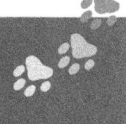

Dativ-Akkusativ-Differenzierung – „Leckerlis einkaufen und verfüttern"

Ziel: getrennte rezeptive und produktive Nutzung des Dativs und Akkusativs

Einsatz des Hundes: Akkusativ: passiv, Dativ: aktiv

Hundekommando: „Nimm's Dir!"

Material:
- Einkaufsladen mit „Auslagen"
- Beutel
- Korb

Hinweis: Ideen für die Erarbeitung der nötigen Differenzierung der Laute /m/ und /n/ finden Sie in Kap. 6.2.

*Durchführung: Zunächst werden die Leckerlis gekauft. Der Therapeut spielt den Verkäufer und das Kind den Käufer. Der Käufer hat einen Beutel und einen Korb dabei. Nun sagt das Kind, welches Leckerli es kaufen möchte. Dann fragt der Verkäufer: „Soll ich es in **den Beutel** oder in **den Korb** legen?" Das Kind wird angeregt, in ganzen Sätzen zu antworten. Dann bestellt das Kind das nächste Leckerli und muss wieder entscheiden, wo das Leckerli hineingelegt werden soll. Diese Handlung wird solange fortgesetzt, bis genug Leckerlis gekauft wurden.*

*Dann geht das Kind „nach Hause". Der Hund liegt schon im imaginären „Haus". Dort möchte das Kind die Leckerlis verfüttern und bittet den Therapeuten um eines. Dieser fragt dann: „Soll ich eines aus **dem Beutel** oder eines aus **dem Korb** nehmen?". Auch hier soll das Kind in einem vollständigen Satz antworten. Diese Handlung wird dann solange wiederholt, bis Korb und Beutel leer sind.*

*Als Variation kann auch gefragt werden: „Möchtest Du ein Leckerli aus **dem Beutel** oder aus **dem Korb**?" Bei beiden Handlungen ist es wichtig, dass keine stereotypen Sätze geübt werden, sondern dass dem Kind auch Satzvariationen mit gleichem Inhalt angeboten werden.*

6.5 Myofunktionelle Therapie

In diesem Kapitel werden einige Ideen zu den vielfältigen Bereichen der myofunktionellen Therapie vorgestellt. Es handelt sich dabei u. a. um Übungen zur Eutonisierung der orofacialen Muskulatur, der Luftstromlenkung, der Einhaltung der Zungenruhelage und zum Erhalt eines physiologischen Mundschlusses.

Myofunktionelle Übungen

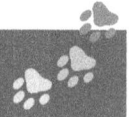

„Erst ich, dann Du"

Ziel: Durchführung myofunktioneller Übungen mit Karten, Einsatz des Hundes als „Belohnung"

Einsatz des Hundes: *aktiv*

Hundekommandos: *Nach Belieben, z. B. „Sitz!", „Platz!", „Laut!", „Such!"*

Material:
- *Karten mit myofunktionellen Übungen (z. B. aus Kittel 2001)*
- *Bilder mit Verben, die den Kommandos entsprechen (z. B. aus Schelten-Cornish 2011)*

Durchführung: *Gespielt wird am Tisch. Auf dem Tisch liegen zwei Kartenstapel: eine mit myofunktionellen Übungen, eine mit Übungen für den Hund. Zunächst wird eine Mundmotorikkarte gezogen, und die Übung wird durchgeführt. Nach jeder vom Patienten durchgeführten Übung darf der Patient mit dem Hund eine Übung durchführen (z. B. „erst übst Du, dann übt der Hund"). Welche Übung er durchführen möchte, kann er sich aus dem anderen Kartenstapel aussuchen (nach einer Idee von Anne Piontek).*

„Leckerlilauf"

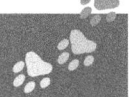

Ziel: *Erhöhung der Lippenkraft und Einhaltung des Mundschlusses*

Einsatz des Hundes: *passiv*

Hundekommando: *„Platz!"*

Material:
- *Spatel*
- *Material für einen Hindernisparcours*
- *abgeflachte Leckerlis*

Durchführung: *Der Spatel wird mit den Lippen gehalten. Darauf wird ein Leckerli gelegt. Auf dem Spatel liegend wird das Leckerli durch einen Parcours getragen. Am Ende des Hindernislaufs liegt der Hund und wartet auf sein Leckerli. Wird diese Übung erstmals ausgeführt, kann der Spatel quer im Mund getragen werden. Hat die Lippenkraft bereits zugenommen, wird der Spatel längs getragen (nach einer Idee von Anne Piontek).*

„Schnullerwetthalten"

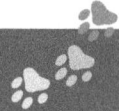

Ziel: Erhöhung der Lippenkraft und Einhaltung des Mundschlusses

Einsatz des Hundes: aktiv

Hundekommando: „Halt's fest!"

Material:
- je ein Schnuller für den Hund und das Kind
- ein beliebiges Ablenkerspiel

Durchführung: Das Kind und der Hund bekommen je einen Schnuller, den sie möglichst lange im Mund behalten sollen. Wer ihn zuerst aus dem Mund nimmt, hat verloren. Neben diesem „Wettkampf" zwischen Kind und Hund kann eine andere Beschäftigung (z. B. malen oder ein Spiel, das ohne zu sprechen durchzuführen ist), ausgeführt werden. Um die Zungenruhelage einhalten zu können, kann die Zunge auf den Sauger gelegt werden (nach einer Idee von Anne Piontek).

Luftstromlenkung

„Wettpusten"

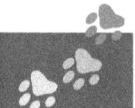

Ziel: Kräftigung der gezielten Ausatmung durch Pusten

Einsatz des Hundes: aktiv

Hundekommandos: „Bleib!", „Nimm's Dir!"

Material:
- Tisch
- Podest (Kap. 8)

Durchführung: Der Hund liegt auf einer Seite des Raumes, Patient und Therapeut befinden sich in ca. 1,5 Metern Abstand. Vor ihnen liegt je ein Leckerli. Auf ein Startkommando werden die Leckerlis Richtung Hund gepustet. Gewonnen hat, dessen Leckerlis als erstes beim Hund angekommen sind.

Variationen: Gewonnen hat, wer mit den wenigsten Atemzügen das Leckerli zum Hund gepustet hat. Leckerlis können auch über einen Tisch oder über das Podest gepustet werden (nach Ideen von Anne Piontek und Annika Ruge).

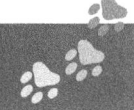

Ansaugen

Ziel: Ansaugen und Halten der Zungenspannung

Einsatz des Hundes: passiv/aktiv

Hundekommando: „Nimm's Dir!"

Material:
- Näpfe (auch in verschiedenen Farben)
- Strohhalme
- Farbwürfel
- „Leckerlirutsche" (Kap. 8)
- Leckerlis, Reiskugeln oder Oblaten

Durchführung mit passivem Hund: Abwechselnd werden Leckerlis, Reiskugeln oder Oblaten mittels eines Strohhalmes angesaugt und in einen sauberen Napf befördert. Am Ende der Übung bekommt der Hund den Napf vom Patient und darf fressen.

Durchführung mit aktivem Hund: Die Leckerlis, Reiskugeln oder Oblaten werden mit dem Strohhalm angesaugt und so in die Leckerlirutsche befördert und dort fallengelassen. Der Hund darf diese dann sofort fressen, wenn sie angekommen sind.

Variante: Anstelle eines Napfes kann auch mit verschiedenfarbigen Näpfen (rot, blau, grün und gelb) und einem Farbwürfel gespielt werden. Bei der Übung mit passivem Hund werden die Leckerlis in den entsprechend farbigen Napf transportiert, bei der Übung mit aktivem Hund werden die Leckerlis zunächst in die verschiedenen Näpfe gelegt. Beim Würfeln werden die Leckerlis aus den Näpfen herausgesaugt und in die Leckerlirutsche fallen gelassen. Wird Schwarz oder Weiß gewürfelt, so können diese Farben wie folgt belegt werden: bei Schwarz wird ausgesetzt, bei Weiß darf man sich eine Farbe aussuchen (nach einer Idee von Annika Ruge).

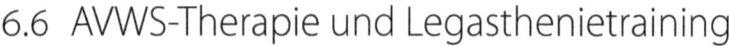

6.6 AVWS-Therapie und Legasthenietraining

In diesem Kapitel werden einige Ideen für die Therapie zur Verringerung der Auditiven Verarbeitungs- und Wahrnehmungsstörung (AVWS) und der Lese-Rechtschreib-Störung (LRS-Therapie) vorgestellt. Die AVWS-Therapie richtet sich an Kinder, die das Gehörte nicht korrekt oder nicht schnell genug verarbeiten oder nicht lang genug speichern können. Diese fehlerhafte oder eingeschränkte Verarbeitung des Gehörten wirkt sich negativ auf Alltag und Schule aus, weil nicht alle Aufgaben korrekt erledigt werden. Ähnliche Gründe und Symptome, wie sie bei der AVWS auftreten, können auch Grundlage einer Lese-Rechtschreib-Störung sein. Deshalb werden sie hier in einem Kapitel zusammengefasst.

Zunächst sollen Übungen für die Merkfähigkeit vorgestellt werden. Die Reihenfolge der Übungen ergibt sich aus dem Schwierigkeitsgrad, der langsam gesteigert wird. Im Anschluss daran sind Übungen zur Silbenunterteilung und der Betonung im Wort beschrieben. Die Übungen zur phonologischen Bewusstheit im engeren Sinne finden Sie im Kap. 6.2.

Übung zur Merkfähigkeit

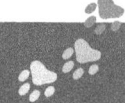

„Kommandos merken"

Ziel: Der Patient soll sich eine bestimmte Anzahl von Kommandos merken und diese in der richtigen Reihenfolge wiedergeben und ausführen bzw. überwachen.

Einsatz des Hundes: aktiv

Hundekommandos: alle Kommandos, die zu Beginn der Übung ausgewählt wurden

Material:
- Karte mit Würfelzahlen und den Kommandos
- Gegenstände, die für die Ausführung der Kommandos nötig sind

Durchführung: Zunächst werden fünf oder sechs Kommandos ausgewählt, die der Hund sehr gut beherrscht. Bevor die Übung beginnen kann, müssen alle Hör- und Sichtzeichen für Kommandos, die ausgeführt werden sollen, mit dem Patienten eingeübt werden. Um den Schwierigkeitsgrad nicht unnötig zu erhöhen, darf es bei der Ausführung der Kommandos keine Unsicherheiten geben.

Diese Kommandos werden einer Würfelzahl zugeordnet und aufgeschrieben. Werden fünf Kommandos ausgewählt, so kann die Zahl sechs für ein Kommando nach Wahl freigehalten werden. Ist dies geschehen, kann die Übung beginnen. Der Therapeut würfelt so oft, wie Items gemerkt werden sollen. Danach gibt er die Anweisung „Augen zu, Ohren auf!" und sagt die Kommandos. Der Patient wiederholt diese und führt sie dann in der richtigen Reihenfolge aus. Der Therapeut hat dabei die Aufgabe, die Einhaltung der Reihenfolge zu überwachen. In der nächsten Runde werden die Rollen getauscht. Der Patient würfelt und gibt die Kommandos an den Therapeuten. Dieser wiederholt und führt aus. Der Patient muss nun auf die korrekte Ausführung der Kommandos achten.

Variation mit Ablenkerhandlung: *Die Ausführung von Kommandos kann auch als Ablenkerhandlung während einer anderen Übung zur Steigerung der Merkfähigkeit dienen. Dann wird das Kommando zwischen dem Nennen und dem Agieren der zu merkenden Items ausgeführt.*

Eine andere Möglichkeit besteht darin, dass zwischen dem Benennen der Kommandos und dem Ausführen eine Ablenkerhandlung eingeschoben wird, z. B. das Würfeln, bis eine Sechs gewürfelt wurde.

Fall-beispiel

Robert soll sich eine bestimmte Anzahl von Items merken und diese nach einer Ablenkerhandlung wiederholen. Als Ablenkerhandlung soll er Finja über ein Hindernis springen lassen (Abb. 39).

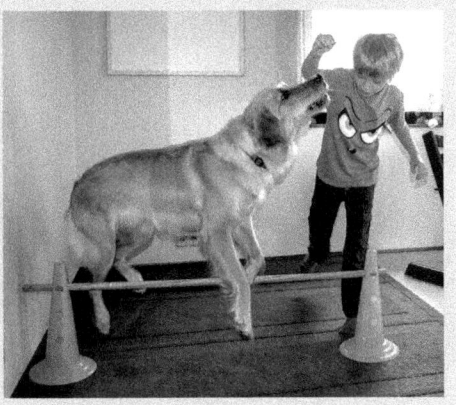

Abb. 39: Robert lässt Finja als Ablenkerhandlung über ein Hindernis springen

Ergebnis: Beim ersten Durchführen dieser Übung ist es für Robert sehr schwer, sich an die Items zu erinnern, nachdem er das Kommando mit Finja ausgeführt hat. Darum werden zunächst die Anzahl der Items auf drei verringert. Mit dieser Itemzahl kann er auch unter Ablenkung alle Items in der richtigen Reihenfolge benennen. Mit zunehmender Übung kann die Itemzahl wieder auf vier und später auf fünf erhöht werden.

Übungen zur Erarbeitung der Wort- und Lautstruktur

Silbenzerlegung mit dem Flaschenmodell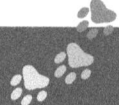

Ziel: Der Patient soll die Silbenzahl im Wort ermitteln.

Einsatz des Hundes: aktiv

Hundekommando: „Nimm's Dir!"

Material:
- *Flaschengestell (Kap. 8)*
- *Karten mit zu analysierenden Wörtern*

Durchführung: Der Therapeut, der Patient und der Hund befinden sich auf dem Boden. In der Nähe ist das Flaschenmodell aufgebaut, an dem vier Flaschen hängen. Der Therapeut hält Karten mit den zu analysierenden Worten in der Hand und spricht sie unbetont aus. Der Patient soll die Silben zunächst klatschen, dann für jede Silbe ein Leckerli in eine Flasche fallen lassen und die Silbe wiederholen. Ist die Übung beendet, so darf der Patient bestimmen, welche Flasche vom Hund umgedreht werden soll; welche Leckerlis der Hund also zuerst fressen darf.

Wortbetonung mit aktivem Hund

Ziel: Der Patient soll neben der Silbenzahl im Wort auch die Betonung im Wort ermitteln.

Einsatz des Hundes: aktiv

Hundekommandos: *„Fang!", „Nimm's Dir!", „Hopp!"*

Material:
- *Karten mit zu analysierenden Wörtern*
- *bei der Variante wird ein Sprung benötigt*
- *Vorlage „Wortbetonung" (Download unter www.reinhardt-verlag.de)*

Durchführung: *Der Therapeut sitzt mit dem Patienten und dem Hund auf dem Boden. Dem Patienten wird nun das Wort gesagt, das er zunächst in Silben unterteilen soll. Danach soll er heraushören, welches die betonte Silbe ist. Beim Aussprechen der betonten Silbe (z. B. „Ap-fel" erstes Feld, „Ba-na-ne" zweites Feld, „Kro-ko-dil" drittes Feld) wird dem Hund ein Leckerli zugeworfen.*

Variante: *An Stelle des Zuwerfens kann der Hund auch ein anderes Kommando ausführen, z. B. springen oder bellen.*

Wichtig ist, dass der Hund die Kommandos zuverlässig ausführt, da sonst durch die Verzögerung der Bezug zum eigentlichen Therapieziel verloren geht.

Variante mit passivem Hund: *Auf dem Tisch liegt die Vorlage zur Wortbetonung. Das Wort wird vom Therapeuten benannt, und der Patient legt das Leckerli in das betonte Feld auf der Vorlage.*

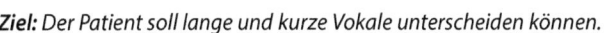

Vokallängenunterscheidung mit aktivem Hund

Ziel: *Der Patient soll lange und kurze Vokale unterscheiden können.*

Einsatz des Hundes: *aktiv*

Hundekommando: *„Nimm's Dir!"*

Material:
- *Memory mit Vokallängenunterscheidung (z. B. Kudaß 2008)*
- *Hütchen*
- *Schälchen (für die Variante mit passivem Hund)*

Durchführung: *Der Therapeut sitzt mit dem Patienten auf dem Boden. In einiger Entfernung stehen zwei Hütchen: auf einem ist eine Abbildung, die einen langen Vokal symbolisiert (z. B. eine lange Linie), auf dem anderen eines für einen kurzen Vokal (z. B. ein Punkt).*

Nun werden dem Patienten Wörter benannt, die das Kind zuordnen soll. Bei einem langen Vokal soll der Patient ein Leckerli zum Hütchen mit einem langen Vokal werfen, beim kurzen zum anderen. Vor der Übung wird entschieden, ob der Hund die Leckerlis sofort oder erst am Ende der Übung nehmen darf.

Variante mit passivem Hund: Das Memory wird regelgerecht gespielt. Bei einem Pärchen werden die beiden Vokallängen unterschiedlich behandelt: z. B. bei kurzen Vokalen wird der Hund sofort gefüttert, bei langen werden die Leckerlis in einer Schüssel gesammelt und am Ende verfüttert.

6.7 Gruppenarbeit mit Kindern

In diesem Kapitel werden einige Ideen für eine hundgestützte Gruppentherapie mit Kindern vorgestellt. Neben logopädischen Inhalten werden bei diesen Konzepten auch die Gruppendynamik und die Teamarbeit gefördert. Eine Absprache zwischen den Kindern ist für die Umsetzung der Übungen sehr wichtig. Viele der bereits beschriebenen Übungen können auch ohne viel Aufwand für eine Gruppentherapie umgearbeitet werden. Einige Beispiele für die Umgestaltung in eine Gruppentherapie sind hier beschrieben. Daneben werden auch Übungen speziell für eine Gruppe von Kindern vorgestellt.

Einstieg in die Gruppenarbeit

Die Übung „Wir lernen den Hund kennen" kann sehr gut als Einstieg in die Gruppenarbeit mit Kindern durchgeführt werden, da sie die Grundsätze der Arbeit mit dem Hund erklärt. Durch den Abstand zum Hund wird auf der „Informationsebene" und der „Beobachtungsebene" (Kap. 5.2) gearbeitet. Am Ende der Übung wird dann mit der „Kontaktebene" und der „Ebene der Selbstaktivität" begonnen. Dies hängt von den einzelnen Kindern ab. Auch hier gilt der Grundsatz, dass sie den Abstand zum Hund selbst verringern sollen und nicht zu einer Aktivität gedrängt werden wollen, die sie nicht möchten.

„Wir lernen den Hund kennen"

Ziel: Die Semantik und das Weltwissen über das Thema „Hund" soll erweitert und differenziert werden.

Einsatz des Hundes: aktiv

Hundekommandos: „Sitz!", „Platz!", „Pfötchen!", andere einfache Kommandos

Material: keins

Durchführung: Die Kinder sitzen im Kreis, der Therapeut sitzt mit dem Hund in der Mitte des Kreises. Nun beginnt ein Gespräch über den Hund im Allgemeinen und dem in der Mitte liegenden im Speziellen. Dabei werden zunächst die Kinder animiert, von ihren Erlebnissen mit einem Hund zu erzählen bzw. beizutragen, was sie über den Hund wissen. Im Anschluss ergänzt der Therapeut, z. B. dass der Hund so gut hört, dass er die Herzen der Kinder im Kreis schlagen hört, dass er mit Sichtzeichen meist besser zurecht kommt, als mit Hörzeichen … Am Ende können die Kinder ausprobieren, ob der Hund auf sie hört. Dazu bekommen sie einfache Kommandos beigebracht, und ihnen wird erklärt, dass der Hund für jedes ausgeführte Kommando gelobt wird und ein Leckerli bekommen soll.

Anmerkung: Das Loben des Hundes ist nicht nur für den Hund wichtig. In der heutigen Zeit rückt das Loben immer mehr in den Hintergrund, und es tut den Kindern gut, ein Lob zu erteilen und auch eines vom Therapeuten für die geleistete Arbeit zu bekommen.

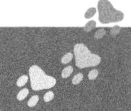

„Wir lernen uns kennen"

Ziel: Die Kinder in der Gruppe lernen sich kennen.

Einsatz des Hundes: aktiv

Hundekommando: „Hier!"

Material: keins

Durchführung: Die Kinder sitzen mit dem Therapeuten im Kreis. Jedes Kind erhält ein Leckerli, das es im Verlauf der Übung dem Hund gibt. Der Therapeut zeigt auf ein Kind, das den Hund mit „Hier!" zu sich ruft. Das Kind gibt dem Hund sein Leckerli und nennt den eigenen Namen. Dann zeigt der Therapeut oder dieses Kind auf ein anderes, das dann den Hund abruft. Diese Übung endet, wenn jedes Kind den Hund einmal zu sich gerufen hat.

Variante: Kennen sich die Kinder bereits, kann der Therapeut den Namen eines Kindes nennen, das den Hund zu sich ruft. Dieses Kind benennt dann ein anderes Kind, das danach den Hund ruft. Diese Übung endet, wenn jedes Kind den Hund einmal zu sich gerufen hat.

„Schnelle Post!"

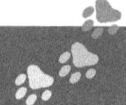

Ziel: Ausführung verschiedener Übungen

Einsatz des Hundes: aktiv

Hundekommandos: „Zieh!", „Steh!"

Material:
- Rollbrett
- logopädische Karten

Durchführung: Die Kinder sitzen im Kreis, der Therapeut hält Karten mit logopädischem Inhalt in der Hand. Der Hund ist für das Ziehen des Rollbretts vorbereitet, das Rollbrett steht bereit. Nun setzt sich ein Kind auf das Rollbrett und bestimmt ein weiteres Kind, das die Übungskarte bekommen soll. Mit dem Kommando „Zieh!" zieht der Hund, geführt vom Therapeuten, das Rollbrett zum Kind. Dort wird die Post abgegeben, und die Übung wird ausgeführt. Danach ist das Kind an der Reihe, das die Post bekommen hat. Waren alle Kinder als Postbote unterwegs, ist die Übung beendet.

Diese Übung eignet sich sowohl für die myofunktionelle Therapie, als auch für die Therapie phonetisch-phonologischer und semantisch-lexikalischer Störungen.

Hinweis an den Hundeführer: Die Arbeit mit dem Rollbrett verlangt ein hohes Verantwortungsbewusstsein und Reaktionsvermögen von den Kindern. Der Hundeführer muss darauf achten, dass das Brett rechtzeitig gebremst wird, damit der Hund nicht von ihm gerammt und verletzt wird.

Wortschatzarbeit

„Wörtersuche"

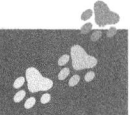

Ziele: *Die Kinder sollen möglichst viele Wörter eines Wortfeldes finden, benennen und die Kommunikationsregel des „nacheinander Sprechens" einhalten.*

Einsatz des Hundes: *aktiv*

Hundekommando: *„Hier!"*

Material:
- *eine Schüssel für die Leckerlis*

Durchführung: *Die Kinder sitzen mit dem Therapeuten im Kreis, der Hund liegt zu Beginn in der Mitte. Der Therapeut hält eine Schüssel mit Leckerlis in der Hand, bestimmt ein Wortfeld und ruft den Hund mit dem Kommando „Hier!" zu sich. Ist der Hund angekommen, nennt er als Beispiel ein Wort aus dem Wortfeld. Danach bekommt der Hund sein Leckerli, und die Schüssel wird weitergereicht. Das nächste Kind ruft den Hund wieder mit „Hier!" zu sich, nennt ein Wort und gibt dem Hund ein Leckerli. Die Übung ist beendet, wenn jedes Kind mindestens ein Wort gesagt hat.*

Sollte einem Kind kein Wort einfallen, kann es einen „Joker" einsetzen. Dann kann das Kind entweder ein anderes Kind oder den Therapeuten um Hilfe bitten. Dieser umschreibt entweder ein noch fehlendes Wort oder gibt ein anderes Wortfeld vor.

Variante: *Diese Übung kann auch für die Wörtersuche in der Therapie phonetisch-phonologischer Störungen oder auch für Übungen in der myofunktionellen Therapie verwendet werden. Hier müssen dann anderen Kriterien für die Beendigung der Übung gelten.*

„Verstecken"

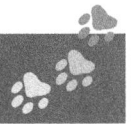

Ziele: *Ausweitung und Differenzierung des Wortschatzes, vor allem im Bereich der Präpositionen*

Einsatz des Hundes: *aktiv*

Hundekommando: *„Such!"*

Material: *keins*

Durchführung: *Die Kinder bekommen ein Leckerli und verstecken sich im Raum. Ein Kind bekommt die Aufgabe, die Kinder zu suchen und zu finden. Als Hilfe bekommt es den Hund zur Seite. Es beginnt zu suchen und verbalisiert, wo der Hund suchen soll: „unter dem Tisch" oder „hinter dem Schrank". Hat der Hund ein Kind gefunden, so bekommt er zur Belohnung von ihm das Leckerli. Sind alle Kinder gefunden, ist die Übung beendet.*

Hinweis an den Hundeführer: *Das Suchen ist für den Hund sehr anstrengend. Daher sollte die Dauer dieser Übung nicht länger als zwanzig Minuten betragen.*

Übung zur Satzstruktur

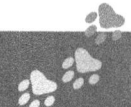

„Mord im Dunkeln!"

Ziel: *Erarbeitung der Satzstruktur in Fragesätzen*

Einsatz des Hundes: *aktiv*

Hundekommando: *„Such!"*

Material:
- *Karten mit den Rollen im Spiel*

Durchführung: *Jedes Kind zieht vor Beginn der Übung eine Karte, auf der seine Rolle in dem Spiel steht. Es gibt einen „Mörder" mit einem Leckerli in der Tasche, einen „Kommissar" mit Hund und viele Gäste. Die Kinder bewegen sich in einem abgedunkelten Raum. Der „Mörder" geht zu einem Gast und flüstert ihm ins Ohr, dass er ermordet wurde. Dieser bricht schreiend zusammen und legt sich auf den Boden. Nun beginnt der „Kommissar" mit Hilfe des Hundes den Mörder zu entlarven. Er befragt jeden Gast, wo er zur Tatzeit war, wer in seiner Nähe stand und was er gemacht hat. Danach soll der Hund mit „Such!" die Wahrheit der Aussage überprüfen. Der „Mörder" wird vom Hund entlarvt, weil er das Leckerli in der Tasche hat, das der Hund finden wird. Ist er überführt, endet die Übung.*

Myofunktionelle Gruppenübung

Myofunktionelle Gruppenübung
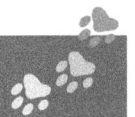

Ziel: Durchführung myofunktioneller Übungen

Einsatz des Hundes: aktiv

Hundekommando: „Würfeln!"

Material:
- Karten mit myofunktionellen Übungen (z. B. Kittel 2001)
- Figur zum Setzen
- Würfel für den Hund

Durchführung: Die Kinder sitzen mit dem Therapeuten im Kreis, der Hund liegt in der Mitte. Die Karten mit den myofunktionellen Übungen liegen verdeckt im Kreis auf dem Boden. Daneben liegt der Würfel für den Hund. Auf einer Karte steht eine Figur, die je nach Würfelzahl vorgesetzt wird. Nacheinander geht ein Kind nach dem anderen in die Mitte, lässt den Hund würfeln, zieht die Figur vor, dreht die Karte um und macht den anderen die Übung vor. Alle Kinder im Kreis machen die Übung nach. Der Hund bekommt für das Würfeln ein Leckerli. Die Übung ist beendet, wenn alle Karten umgedreht sein.

Übungen zur Handlungsplanung

„Wir bauen ein Haus"
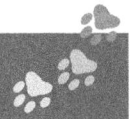

Ziele: Die Kinder sollen sich verbal oder nonverbal absprechen, wie das Haus gebaut werden soll. Dabei sollen sie möglichst korrekte Satzstrukturen verwenden.

Einsatz des Hundes: aktiv

Hundekommandos: „Voraus!", „Platz!"

Material:

- Softbausteine Maxi
- Kisten
- Decken
- sonstiges Material, das sich zum Bauen eines Hauses eignet

Durchführung: Im Raum liegen verschiedene Materialien, wie große Bauklötze aus Schaumstoff, Decken, Kisten usw., die sich zum Bauen eines Hauses eignen. Die Kinder bekommen den Auftrag, ein schönes Haus für den Hund zu bauen. Dabei soll alles für ein Haus Notwendige, wie Fenster, Türen und Dach, vorhanden sein. Zunächst sollen sich die Kinder die Materialien anschauen und gemeinsam einen Plan zur Verwendung und zum Bau des Hauses erstellen. Anschließend sollen sich die Kinder mit dem Therapeuten absprechen, welches Kind für welche Aufgabe verantwortlich ist. Erst dann soll der Bau begonnen werden. Ist das Haus fertig gebaut, wird es zunächst auf Stabilität geprüft, bevor der Hund einziehen darf. Der Hund soll am Ende der Übung im Haus im „Platz!" liegen.

Anmerkung: Bei dieser Übung hat es sich gezeigt, dass der Hund für die Ausführung eine entscheidende Rolle spielt. Aus der Erfahrung des Therapeuten wird ersichtlich, dass die Ausführung „für den Hund" dafür sorgt, dass die Details viel liebevoller gestaltet werden und das Haus vollständig gebaut wird. Ohne den Hund kann es schnell passieren, dass die Tür oder das Fenster vergessen wird (nach einer Idee von Karl Mayer).

„Wir bauen einen Hindernisparcours"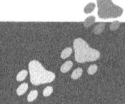

Ziele: Ausweitung und Differenzierung des Wortschatzes, vor allem im Bereich von Verben und Adjektiven

Einsatz des Hundes: aktiv

Hundekommandos: „Hopp!", „Durch!", „Zieh!", andere Kommandos, die für den Parcours wichtig sind

Material:

- Softbausteine Maxi
- Kombi-Kegel
- Stangen
- Rollbrett
- sonstiges Material, das sich zum Bauen eines Parcours eignet

Durchführung: *Im Raum liegen verschiedene Gegenstände (z. B. ein Hindernis, ein Rollbrett, mehrere Kombi-Kegel, Stangen, Maxi-Bauklötze usw.), aus denen für den Hund ein Parcours gebaut werden soll. Dieser Parcours muss mindestens zwei Kriterien erfüllen, die die Kinder in ihre Planung einbeziehen müssen: Die Hindernisse müssen so gebaut werden, dass sich der Hund nicht verletzen kann und der Hund muss sie ohne Mühe überwinden können. Nun beginnen die Kinder mit der Planung, danach mit der Umsetzung. Der Therapeut achtet bei der Planung neben der Umsetzbarkeit des Parcours auch auf die Wortwahl und bietet immer wieder die im logopädischen Ziel formulierten Wortarten an. Ist der Parcours fertig gebaut, wird die Durchführung besprochen. Dabei wird wieder der Zielwortschatz angeboten. Danach wird der Parcours zunächst von den Kindern ausprobiert. Sind alle Verbesserungen eingearbeitet, darf der Hund über die Hindernisse geführt werden.*

7 Praxisideen für die hundgestützte Sprachtherapie mit Erwachsenen

Wie in jeder Sprachtherapie mit Erwachsenen üblich, erfolgt zunächst eine eingehende Anamnese und Diagnostik. In Zusammenarbeit mit dem Patienten wird ein Behandlungsplan erstellt, der die zu erreichenden und relevanten Therapieziele umfasst. Für die Erstellung eines hundgestützten Behandlungsplans sind in diesem Kapitel einige Praxisideen beschrieben. Diese Ideen sind in meiner Praxis entstanden oder von Kolleginnen übernommen und richten sich an erwachsene Patienten. **Die verwendeten Leckerlis sind Teil der Tagesration des Hundes.**

7.1 Stimmtherapie

In diesem Kapitel werden einige Ideen vorgestellt, die im Rahmen einer Stimmtherapie verwendet werden können. Bei diesen Therapievorschlägen wird der Hund entweder „aktiv" oder „passiv" eingesetzt. Agiert der Hund „aktiv", so wird er in die Handlung der Übung eingebunden. Wird der Hund „passiv" eingesetzt, so werden Leckerlis angeboten, die der Hund zu einem bestimmten Zeitpunkt bekommt. Alle hier benannten Kommandos werden im Kap. 5.4 beschrieben.

Atemtherapie

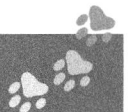

Ausatemverlängerung

Ziel: *Der Patient soll seine Ausatemlänge verlängern.*

Einsatz des Hundes: *aktiv*

Hundekommando: *„Steh!"*

Material: *keins*

Durchführung: *Der Hund steht zwischen dem Therapeuten und dem Patienten. Abwechselnd streichen sie langsam über den Rücken des Hundes und atmen auf Frikativen aus. Dabei wird der Frikativ so lange gehalten, wie über den Rücken gestrichen wird.*

Variation für den Stimmein- und -absatz: *Mit Beginn des Stimmeinsatzes wird die Hand auf den Hunderücken gesenkt, und es wird ein Streichen begonnen. Der Ton wird so lange gehalten, wie es die Übung erfordert.*

Hinweis an den Hundeführer: *Das Stehen zwischen dem Patienten und dem Therapeuten könnte für manche Hunde bedrohlich wirken. Deshalb sollte auch hier auf die „Calming Signals" (Kap. 5.3) geachtet werden. Am Ende der Übung muss der Hund gelobt werden und ggf. seine Leckerlis bekommen.*

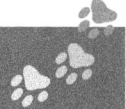

Übung zur Atemstütze

Ziel: *Der Patient soll die Atemstütze aktivieren.*

Einsatz des Hundes: *aktiv*

Hundekommando: *„Nimm's Dir!"*

Material: *keins*

Durchführung: *Der Patient legt sich ein Leckerli auf die flache Hand und versucht, es mit einem Atemstoß von der Hand zu pusten und nicht fallen zu lassen.*

Stimmeinsatz/-absatz

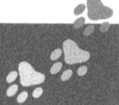

Stimmeinsatz mit passivem Hund

Ziel: Der Patient soll einen weichen Stimmeinsatz üben.

Einsatz des Hundes: passiv

Hundekommando: „Platz!"

Material: keins

Durchführung: Während der Patient steht, liegt ihm der Hund gegenüber. Der Patient bekommt die Aufgabe, dem Hund einen besonders schönen, weichen Ton zu tönen. Je mehr der Patient den Hund mag, desto weicher wird der Toneinsatz. Außerdem zeigt sich, dass der Toneinsatz viel weicher wird, wenn der Hund schläft und der Patient ihn mit dem Ton nicht wecken soll.

Variante für den Tonabsatz: Das Streicheln beginnt mit dem Toneinsatz. Mit dem Tonende wird die Hand langsam vom Hunderücken gelöst.

Hinweis: Übungen zur Stimmkräftigung sind im Kapitel zur Dysarthrophonie-Therapie (Kap. 7.3) beschrieben.

7.2 Aphasie-Therapie

In diesem Kapitel werden Praxisideen für die Aphasie-Therapie vorgestellt. Einige Übungen, z. B. zur Phonetik, können aus Kap. 6 entnommen und in abgewandelter Form mit Erwachsenen durchgeführt werden.

Wortfindung

„Wörter sammeln"

Ziel: Der Patient soll eine bestimmte Menge von Wörtern aus einem Wortfeld benennen.

Einsatz des Hundes: aktiv

Hundekommando: „Nimm's Dir!"

Material: keins

Durchführung: Der Patient und der Therapeut sitzen am Tisch. Der Hund sitzt in der Nähe. Zu Beginn dieser Übung werden eine bestimmte Menge Leckerlis abgezählt (z. B. sechs). Dann wird ein Wortfeld bestimmt (z. B. „Lebensmittel", „Kleidung", „ alles, was gelb ist", „Dinge, die es in der Küche gibt" …). Abwechselnd werden Items, die zum Wortfeld passen, gesagt. Gleichzeitig wird dem Hund ein Leckerli zugeworfen. Sind alle Leckerlis verbraucht, ist die Arbeit an diesem Wortfeld beendet und es kann ein Neues benannt werden.

Variation bei Vorliegen von Paresen in der Hand: Der Patient wird aufgefordert, die Leckerlis mal mit der linken und mal mit der rechten Hand zu geben. Wenn nötig, dann auch mit Hilfe.

Variation bei Vorliegen von Paresen in den Fingern: Der Patient wird aufgefordert, beim Nehmen der Leckerlis die Daumen-Finger-Opposition bei jedem Griff zu wechseln (Daumen – Zeigefinger, Daumen – Mittelfinger, Daumen – Ringfinger und Daumen – Kleinfinger).

Fallbeispiel

Frau Eichler (Aphasikerin mit Dysarthrophonie) wird mit Finja an der Seite in den Park gefahren. Dort soll sie im Wechsel mit dem Therapeuten ihre Umwelt benennen. Dabei stehen die Blumen, Pflanzen und Tiere im Mittelpunkt. Für jedes gefundene Wort darf sie Finja ein Leckerli geben (Abb. 40).

Ergebnis: Die Wortfindung verläuft sehr motiviert, weil die Patientin auch Finja sofort in ihr Herz schloss. Frau Eichler ist allerdings mit Finjas teilweise überschäumendem Temperament manchmal überfordert und zieht Fithes ruhige Art vor. Diesem Wunsch wird weitestgehend entsprochen.

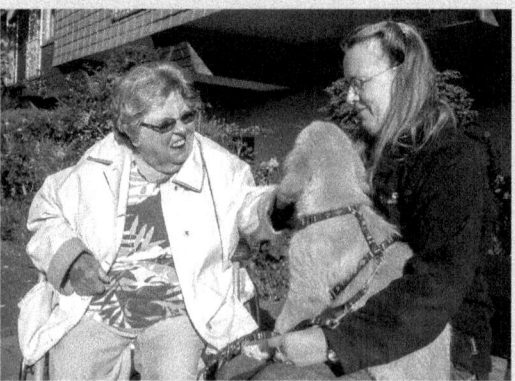

Abb. 40: Frau Kiefer gibt Finja für jedes gefundene Wort ein Leckerli.

Satzstruktur

Erarbeitung einfacher Satzstrukturen

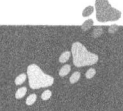

Ziel: Der Patient soll Sätze mit einer einfachen Satzstruktur (Subjekt – Prädikat – Objekt) bilden.

Einsatz des Hundes: passiv

Hundekommando: „Sitz!"

Material:
- *Visualisierungshilfe „Satzbau" (Download unter www.reinhardt-verlag.de)*
- *Bildmaterial mit Aktionsbildern (z. B. „Plappersack", Bücklein/Joekel 2004)*
- *für die Variation Bildmaterial für die einzelnen Satzglieder (z. B. „Hopp Hopp!", Bücklein/Joekel 2011 oder auch Schelten-Cornish 2011; Masoud 2008)*

Durchführung: Diese Übung findet am Tisch statt. Auf dem Tisch liegt die Vorlage, wie sie auch in der Therapie nach Motsch (2017) verwendet wird (Kap. 6.3). Vor dieser Vorlage liegen Aktionsbilder, die eine Handlung zeigen. Nun werden die Bilder sowohl vom Therapeuten als auch vom Patienten mit der gewünschten Satz-

*struktur beschrieben und die Leckerlis in die drei Kreise (S – P – O) gelegt (z. B. „L...
Kinder -- sitzen -- am Tisch").* Sind die Satzglieder benannt und die Leckerlis verteilt, so werden sie an den Hund verfüttert und der nächste Satz wird erarbeitet.

Variation mit erhöhtem Schwierigkeitsgrad: *An Stelle der Aktionskarten werden Bildkarten oder Wortkarten benutzt, die nur eine Position im Satz festlegen. Der Patient muss dann die anderen Satzglieder frei bestimmen.*

7.3 Dysarthrophonie-Therapie

Im Folgenden werden einige Ideen für die Dysarthrophonie-Therapie vorgestellt, z. B. zur Artikulationsprägnanz und Artikulationslautstärke. Die hier beschriebenen Übungen können auch ohne Schwierigkeiten für die Gruppenarbeit modifiziert werden.

Strukturiertes Sprechen

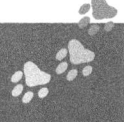

Erarbeitung der Sprechstruktur durch Silbensprechen

Ziel: *Der Patient soll auf Wort- und Satzebene strukturiert sprechen.*

Einsatz des Hundes: *passiv*

Hundekommando: *„Sitz!"*

Material: *keins*

Durchführung: *Diese Übung findet am Tisch statt. Dort wird vor den Patienten eine lange Reihe mit Leckerlis gelegt. Nun wird der Patient aufgefordert, auf Wortebene für jede gesprochene Silbe ein Leckerli zur Seite zu schieben und über die Tischkante fallen zu lassen. Geht es um die Satzebene, so soll für jedes gesprochene Wort ein Leckerli über den Tisch und über die Tischkante geschoben werden.*

Artikulationsprägnanz

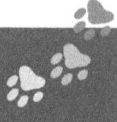

Erarbeitung der Artikulationsprägnanz durch Plosive

Ziel: *Der Patient soll anhand von Plosiven seine Ausspracheprägnanz erhöhen.*

Einsatz des Hundes: *aktiv*

Hundekommando: *„Nimm's Dir!"*

Material:
- *Wortliste mit Plosiven (z. B. aus Bergauer 1998)*

Durchführung: *Der Patient und der Therapeut sitzen oder stehen frei im Raum. Abwechselnd nennen sie Wörter, die mit Plosiven beginnen und werfen bei der Artikulation der Plosive ein Leckerli kraftvoll auf den Boden. Dabei muss darauf geachtet werden, dass die Plosive übertrieben deutlich und laut gesprochen werden. Ob der Hund die Leckerlis sofort oder erst nach der Übung nehmen darf, hängt von der jeweiligen Situation ab.*

Hinweis an den Hundeführer: *Diese Übung kann recht laut werden. Daher muss im Vorfeld geprüft werden, wie der Hund auf das kraftvolle Werfen und das laute Rufen reagiert.*

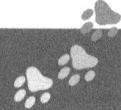

Zielgerichtete Artikulationsprägnanz

Ziel: *Der Patient soll zielgerichtet, laut und präzise artikulieren.*

Einsatz des Hundes: *aktiv*

Hundekommandos: *„Hier!" oder „Komm!", „Sitz!", „Platz!"*

Material: *keins*

Durchführung: *Der Patient sitzt oder steht auf der einen Seite des Raumes, während sich der Therapeut mit dem Hund auf der anderen befindet. Der Hund sitzt oder liegt im „Platz!". Die Aufgabe des Patienten ist es, den Hund mit „Komm!" oder*

„Hier!" abzurufen. Es ist darauf zu achten, dass das Abrufen laut und präzise geschieht, damit der Hund sich auch angesprochen fühlt. Ist der Hund beim Patienten angekommen, gibt dieser ihm ein Leckerli, und der Therapeut ruft seinen Hund zurück. Die Übung beginnt dann von Neuem. Um den Schwierigkeitsgrad zu steigern, kann der Patient dem Hund, wenn er angekommen ist, auch das Kommando „Sitz!" oder „Platz!" geben.

Durchführung: Zur Vorbereitung für die Kommandos „Komm!" und „Hier!" werden mit Frau Eichler die Artikulation und die Sichtzeichen geübt. Nachdem diese sicher ausgeführt werden können, wird Fithe vom Therapeuten an einem Zimmerende abgelegt. Frau Eichler ruft Fithe korrekt ab, und Fithe reagiert sofort und läuft zu ihr hin. Als Belohnung bekommt er sein Leckerli von Frau Eichler, wird vom Therapeuten zurückgerufen und wieder in einiger Entfernung abgelegt. Der Hund wird von Frau Eichler erneut abgerufen, gelobt und belohnt.

Nachdem diese Abfolge sehr gut ausgeführt werden kann, wird die Schwierigkeit durch das Hinzufügen der Artikulation des Kommandos „Platz!" gesteigert. Aufgrund der ungenauen Artikulation kann dieses Kommando von Fithe nicht durchgeführt werden. Ohne den Hund wäre Frau Eichler nun ungehalten und laut geworden. In diesem Fall ist für Frau Eichler dieser „Misserfolg" jedoch kein Grund für Traurigkeit oder ungeduldige Unmutsäußerungen, denn sie hat durch das Kommando „Komm!" ein sehr großes Erfolgserlebnis und viel Spaß. Darum artikuliert sie so lange, bis Fithe sie versteht und sich legt (Abb. 41).

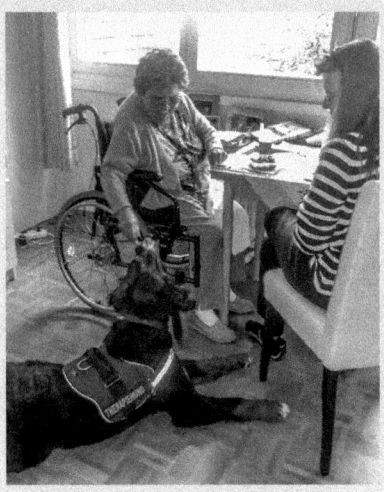

Abb. 41: Zielgerichtete Artikulationsprägnanz

Für Frau Eichler ist der Besuch des Hundes im Pflegeheim der Höhepunkt der Woche. Zu keiner Zeit strahlen ihre Augen und ist sie so fröhlich, wie in der Gegenwart der Hunde. Diese Arbeit gibt ihr viel Lebensqualität und Lebensmut zurück.

Artikulationsprägnanz in komplexen Handlungen

Präzise Artikulation in einer komplexen Handlungsfolge

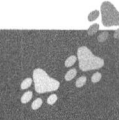

Ziel: *Der Patient soll eine komplexe Handlungsfolge präzise artikulieren.*

Einsatz des Hundes: *aktiv*

Hundekommandos: *Kommandos, die vom Patienten ausgeführt werden können, z. B. „Sitz!", „Platz!", „Nimm's Dir!", „Winken!", „Pfötchen!", „Hopp!", „Durch!"*

Material:
- *Material für einen Parcours (z. B. Sprung, Slalom)*
- *Aufgabenkarten mit Kommandos*

Durchführung: *In dieser Übung geht es darum, dass der Patient mit dem Hund mehrere Kommandos ausführen sollen. Wie komplex diese Kommandofolgen aussehen können, hängt vom Patienten ab. Zu Beginn dieser Übungen wird der Patient mit einigen Kommandos vertraut gemacht. Danach sollen sie die einzelnen Kommandos mit dem Hund ausführen. Erst, wenn der Patient sicher im Umgang mit dem Hund und den verbalen Hilfen sind, kann die komplexe Handlung, nämlich das Ausführen mehrerer Kommandos nacheinander, beginnen. Als Gedächtnisstütze für die Kommandos können diese in Form einer Liste auf dem Tisch liegen. Die Übung beginnt damit, dass der Therapeut eine Abfolge von Kommandos vorgibt und der Patient diese wiederholt. Eine andere Möglichkeit besteht darin, dass der Patient Aufgabenkarten bekommt, auf denen die Kommandos stehen, die er durchführen soll. Es ist auch möglich, dass der Therapeut zusammen mit den anderen Patienten die Aufgaben für den Patienten, der an der Reihe ist, vorgibt.*

Variante für mobile Patienten: *Sollte der Patient mobil sein, könnte ein Parcours aufgebaut werden, durch den der Hund geführt werden muss.*

7.4 Gedächtnistraining für Gruppen

Die folgenden Übungen sind für Gruppen beschrieben, lassen sich aber auch in die therapeutische Zweiersitzung übertragen.

Training des Kurzzeitgedächtnisses

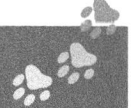

Vorstellung der Hunde

Ziel: Die Patienten sollen sich viele Einzelheiten zum vorgestellten Hund merken.

Einsatz des Hundes: aktiv

Hundekommandos: „Platz!", „Nimm's Dir!"

Material: keins

Durchführung: Die Patienten und der Therapeut sitzen auf Stühlen im Kreis. Der Hund ist beim Therapeuten. Dieser stellt den Hund vor, nennt seinen Namen, welche Rasse er ist, wie alt er ist und andere Dinge mehr.

In der darauf folgenden Therapieeinheit werden vom Therapeuten diese Einzelheiten des Hundes abgefragt. Dabei können für jede Antwort der Patienten Leckerlis an den Hund verfüttert werden.

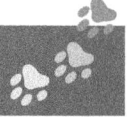

Verschiedene Leckerlis suchen

Ziele: Die Patienten sollen sich merken, wo Leckerlis versteckt wurden.

Einsatz des Hundes: aktiv

Hundekommandos: „Platz!", „Such!"

Material: keins

Durchführung: Die Patienten und der Therapeut sitzen auf Stühlen im Kreis. Der Hund liegt außerhalb des Kreises.

Im Kreis können verschiedene Gegenstände liegen, die als Versteck dienen, z. B. ein Stuhl, Tücher, Dosen, Eimer. Jeder Patient wird nun aufgefordert, ein Leckerli zu verstecken und sich zu merken, wo es liegt. Die anderen Patienten schauen aufmerksam zu. Das Versteck wird von dem Patienten, der das Leckerli versteckt, laut verbalisiert, damit alle es hören können. Sind alles Leckerlis versteckt, wird der Hund gerufen und mit „Such!" aufgefordert, Leckerlis zu finden. Findet er eines, so wird die Suche unterbrochen und gefragt, wer das Leckerli dorthin gelegt hat. Kann sich die entsprechende Person nicht erinnern, so kann ein anderer Patient helfen. Die Übung ist beendet, wenn alle Leckerlis gefunden worden sind.

Training des Langzeitgedächtnisses

„Wörter sammeln"

Ziel: Benennen einer bestimmten Menge von Wörtern aus einem Wortfeld

Einsatz des Hundes: aktiv

Hundekommando: „Platz!"

Material: keins

Durchführung: Die Patienten und der Therapeut sitzen auf Stühlen im Kreis. Der Hund liegt in der Mitte. Zu Beginn der Übung wird ein Wortfeld bestimmt (z. B. „Lebensmittel", „Kleidung", „alles, was Gelb ist", „Dinge, die es in der Küche gibt" …). Nun werden dem Hund Items gesagt, die zum Wortfeld passen. Gleichzeitig wird dem Hund ein Leckerli zugeworfen oder aus der Hand gegeben. Dazu wandert die Dose mit den Leckerlis von einem Patienten zum nächsten. Fällt einem Patienten kein Wort ein, so werden die anderen Patienten zur Mithilfe animiert.

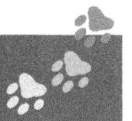

Reihen sprechen

Ziel: *Die Patienten sollen die Wochentage, Monate oder Zahlenreihen aufsagen.*

Einsatz des Hundes: *aktiv*

Hundekommando: *„Platz!"*

Material: *keins*

Durchführung: *Die Patienten und der Therapeut sitzen auf Stühlen im Kreis. Der Hund liegt in der Mitte. Der Therapeut hat eine Schüssel mit Leckerlis in der Hand. Er erklärt, welche Wörter gesucht sind (z. B. die Wochentage) und benennt das erste Wort der Reihe. Dabei gibt er dem Hund ein Leckerli und reicht die Dose an den ersten Patienten weiter. Ob der Hund abgerufen wird oder die Leckerlis in die Mitte zum Hund geworfen werden, ist situationsabhängig. Der Patient nennt das zweite Wort der Reihe und gibt dem Hund ebenfalls ein Leckerli. So wird die Übung fortgesetzt, bis jeder Patient einen Teil der Reihe gesagt hat oder die Reihe beendet ist.*

8 Verwendung und Herstellung von speziellem Material

In Kap. 6 und 7 sind einige Therapiematerialien erwähnt, die an dieser Stelle genauer erklärt werden.

„Hütchenspiel"

Diese Intelligenzspiele für Hunde gibt es in verschiedenen Formen (Abb. 42). Es gibt sie im Fachhandel oder im Internet zu kaufen.

Es geht darum, das Hütchen aus dem Brett zu ziehen. Bei Hütchenspielen aus Holz sollten diese vor dem ersten Einsatz mit Speiseöl (z. B. Leinöl) bestrichen werden, um sie besser sauber halten zu können. Andere Modelle sind bereits lackiert, und die Hütchen bestehen aus Kunststoff.

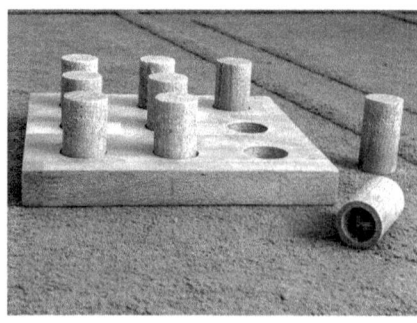

Abb. 42: Holzvariante des Hütchenspiels

„Kombikegel"

Kombikegel können entweder als Material für Agility oder als Fußballbedarf im jeweiligen Fachhandel oder im Internet bezogen werden. Sie finden in der Therapie vielfältige Anwendung (Abb. 43 und 44).

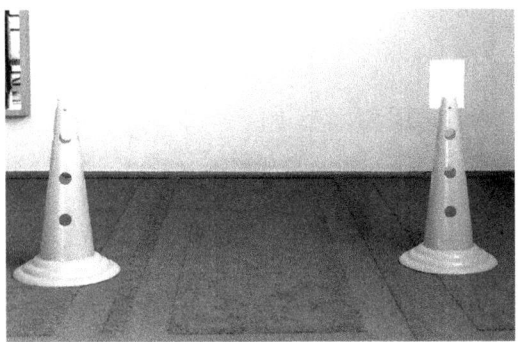

Abb. 43: Kombikegel als Kartenhalter

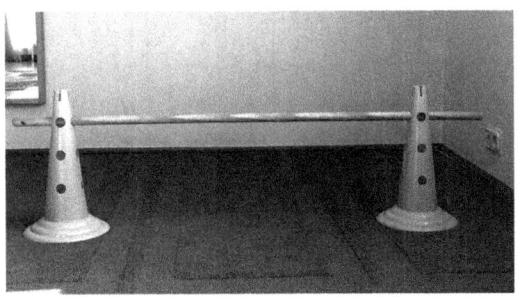

Abb. 44: Kombikegel als Halterung für einen Sprung

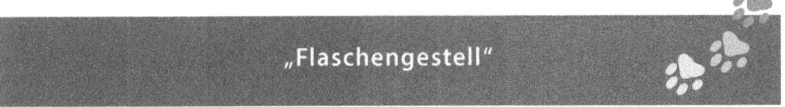

„Flaschengestell"

In diese aufgehängten Flaschen können zu verschiedenen Übungsideen Leckerlis gelegt werden (Abb. 45). Die Flaschen sind so aufgehängt, dass sie sich leicht kippen lassen, damit der Hund sich die Leckerlis nehmen kann.

Benötigtes Zubehör: Aus dem Baumarkt ...

- *eine Gewindestange 10mm*
- *12 Muttern 10mm*
- *12 Unterlegscheiben 10mm*
- *Papier oder Folie in vier Farben zum Bekleben*
- *4 kleine Kunststoffflaschen (0,3l oder 0,5l)*

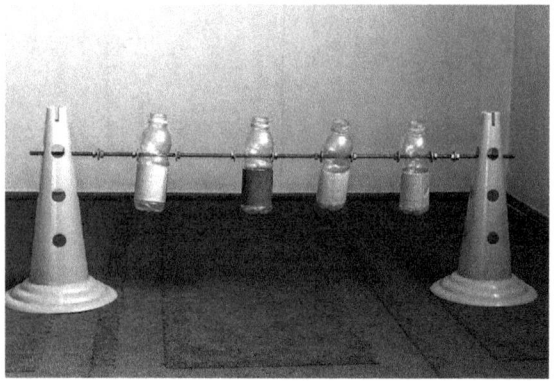

Abb. 45: Flaschengestell mit Kombikegeln

Nun werden abwechselnd eine Mutter, eine Unterlegscheibe, eine Flasche, eine Unterlegscheibe und eine Mutter auf die Gewindestange montiert. Am Anfang und am Ende werden nochmals eine Mutter und eine Unterlegscheibe befestigt, damit die Stange besser in den Kombikegeln befestigt werden kann und nicht herausrutscht (nach einer Idee von Anne Piontek).

Herstellung eines Rollbretts zum Ziehen

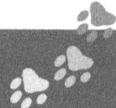

Benötigtes Zubehör:

- *ein Zuggeschirr (es geht auch ein Hundegeschirr)*
- *zwei Zügel (z. B. aus einem Reiterfachgeschäft)*
- *zwei Karabiner (z. B. aus dem Baumarkt oder Outdoorgeschäft)*
- *ein Rollbrett (z. B. aus dem Baumarkt)*

Beim Kauf sollte auf die Rollen geachtet werden, da es spezielle Rollen für Fußböden im Innenbereich gibt. Mit den Karabinern werden die Zügel am Hundegeschirr befestigt (Abb. 46).

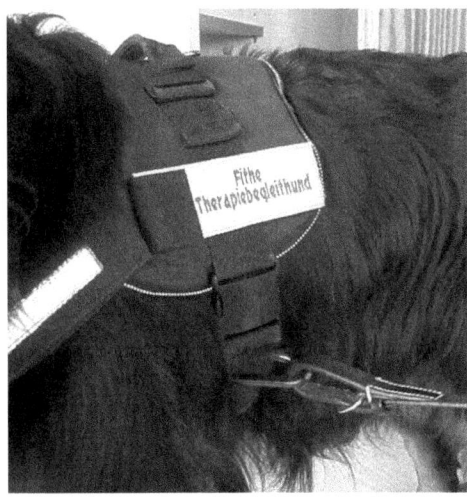

Abb. 46: Befestigung der
Zügel am Hundegeschirr

Futter- oder Leckerlirutsche

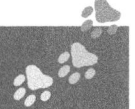

Dafür wird eine Pappröhre oder ein Fallrohr mit einer Länge von ca. 1,5m und einem Durchmesser von mind. 5 cm mit Klebefolie beklebt. Der Durchmesser sollte nicht zu eng sein, damit die Leckerlis gut durchrutschen können. Sie sollte auch nicht zu kurz sein, damit sie für genügend Abstand zum Hund sorgen kann (Kap. 5.2) und die Leckerlis genügend Schwung bekommen, um auf dem Boden weiter zu rutschen (Abb. 47).

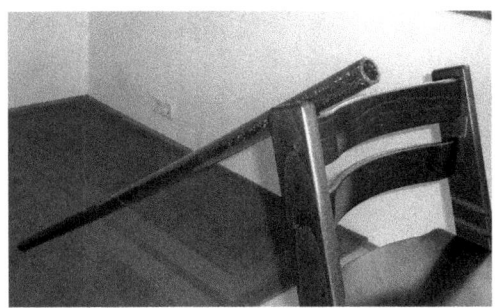

Abb. 47: Futter- oder Leckerlirutsche

Würfel

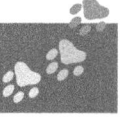

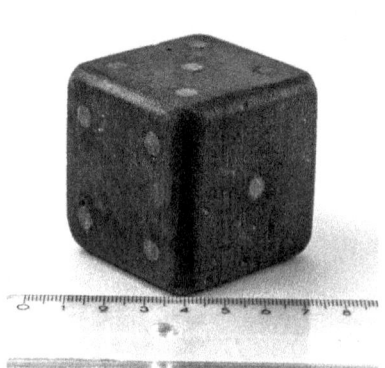

Abb. 48: Würfel für den Hund

Der Würfel, mit dem der Hund würfeln soll, sollte je nach Hund eine Kantenlänge von ca. 5 cm haben (Abb. 48). Zu kleine Würfel können verschluckt oder zerbissen werden, zu große sind unhandlich für den Hund. Am besten sollten die Würfel aus Hartholz sein, da dieses Holz unempfindlicher ist und länger hält. Vor dem ersten Einsatz sollte der Würfel mit Speiseöl (z. B. Leinöl) eingestrichen werden, um ihn später besser reinigen zu können.

Diese Würfel können vom Schreiner oder Tischler in der Nähe hergestellt oder im Internet bestellt werden.

Trampolin

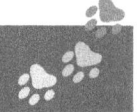

Für den Einsatz eines Trampolins hat es sich bewährt, die Sprungfläche mit einer Antirutschdecke z. B. aus dem Baumarkt zu beziehen, damit der Hund nicht wegrutscht (Abb. 49). Diese wird einfach über die Sprungfläche gezogen und unter der Abdeckung am Metallrand befestigt. Beim Bespannen des Trampolins sollte darauf geachtet werden, dass die Decke locker auf dem Trampolin liegt, damit sie beim Springen nicht reißt.

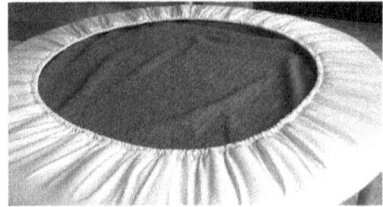

Abb. 49: Trampolin

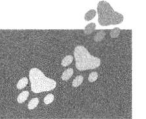

Podest

Hierbei handelt es sich um ein flaches, stabiles, kleines Tischchen. Auf dieses Podest kann ein Spielfeld gelegt werden, oder es kann von Personen oder dem Hund bestiegen werden.

Benötigtes Zubehör: Aus dem Baumarkt ...

- *eine Tischlerplatte nach Wunschgröße*
- *Dachlatten in der gewünschten Höhe*
- *rutschfester Bezug in der Größe der Tischlerplatte*
- *acht Winkel zum Befestigen der Latten an der Platte*

Bauanleitung: Die Latten werden zu einem viereckigen Rahmen zusammengeschraubt. Im Anschluss wird die Tischlerplatte auf den Rahmen geschraubt. Um das Podest weiter zu stabilisieren, wird die Tischlerplatte mit Winkeln an den Rahmen geschraubt (Abb. 50). Die Winkel stabilisieren das Podest, damit es auch seitliche Belastungen durch das Besteigen aushalten kann. Am Ende wird der rutschfeste Bezug auf die Tischlerplatte geklebt.

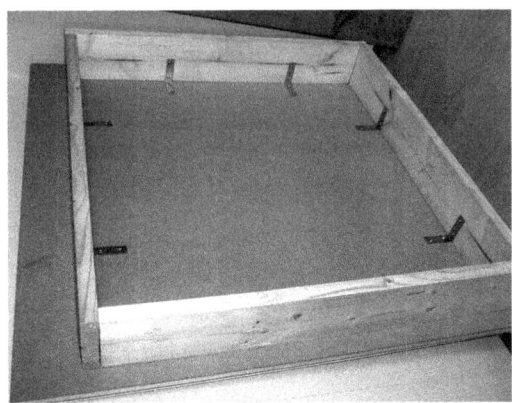

Abb. 50: Podest von unten

Literatur

Bergauer, U. (1998): Praxis der Stimmtherapie. Springer, Heidelberg

Bücklein, T., Joekel, T. (2011): Hopp Hopp! Trialogo, Konstanz

Bücklein, T., Joekel, T. (2004): Plappersack. Trialogo, Konstanz

Bücklein, T., Joekel, T. (1995–2003): Na logo. Trialogo, Konstanz

Bücklein, T., Joekel, T., Rotmann, A. (2000–2004): Wer? Wie? Was? Trialogo, Konstanz

Dahl, D. (2012): Therapiebegleithunde in der Logopädie. Forum Logopädie 26 (2), 26

Friedmann, E., Katcher, A. H., Lynch, J. J., Thomas, S. A. (1980): Animal Companions an One-Year survival of Patients after Discharge from a Coronary Care Unit. Public Health Reports 95 (4), 307–312

Gerrig, R. J. (2016): Psychologie. Begründet von Philip Zimbardo. 20. Aufl. Pearson, London

Greiffenhagen, S., Buck-Werner, O. N. (2007): Tiere als Therapie. Kynos, Nerdlen/Daun

Gruzel, G. (o. J.): Gestik und Mimik: Einführung in die „Sprache" der Hunde. In: www.mysetter.de/PFD/Gestik_Mimik.pdf, 26.03.2018

Huck, G. (2008): Steinfurter Pädagogik-/ Therapiebegleithundemethode. Ausbildungsskript MITTT, Münster

Kittel, A. (2001): Myofunktionelle Therapie: Memory-Spiel. Schulz Kirchner, Idstein

Knizia, R. (2004): Der kleine Sprechdachs. Huch! & friends, Günzburg

Kudraß, A. (2008): Vokalfit. Prolog, Köln

Lehnert, S. (2010): Vokabular. Schubi, Braunschweig

Levinson, B. (1996): Pet-Oriented Child Psychotherapy. Charles C Thomas Pub Ltd., Springfield

Masoud, V. (2008): Semantik-Uno Nomen. Prolog, Köln

Motsch, H.-J. (2017): Kontextoptimierung. 4. Aufl. Ernst Reinhardt, München/Basel

Neubert, C., Rüffer, N., Zeh-Hau, M. (1995): Neurolinguistische Aphasietherapie. Bild-semantische Störungen. NAT-Verlag, Hofheim

Penkowa, M. (2014): Hund auf Rezept. Warum Hunde gesund für uns sind. Kynos, Nerdlen/Daun

Petermann, P. K. (o. J.): Modifiziertes Modulationsmodell nach P. Wilburger. In: http://tiergestuetzte-systemische-therapie.de/informationen/virginia-satir/, 26.03.2018

Pustlauk, T. (2001): Erzähl mal. Schubi, Braunschweig

Röger-Lakenbrink, I. (2011): Das Therapiehundeteam. Kynos, Nerdlen/Daun

Schelten-Cornish, S. (2011): Das perfekte Spiel. Prolog, Köln

Siegmüller, J., Kauschke, C. (2006): Patholinguistische Therapie bei Sprachentwicklungsstörung. Elsevier, München

Siemons-Lühring, D. I. (2011): Einfluss von Therapiebegleithunden auf die Lernkompetenz von Kindern in der Sprachübungstherapie. Sprache Stimme Gehör 35 (1), 57–63

Stöckl, C. (2004): Lauter Hexerei. Prolog, Köln

Tierschutzhundeverordnung (TierSchHuV): www.gesetze-im-internet.de/tierschhuv, 26.03.2018

Vernooij, M. A., Schneider, S. (2010): Handbuch der tiergestützten Intervention. Quelle & Meyer, Wiebelsheim

Weigl, I., Reddemann-Tschaikner, M. (2009): HOT – ein handlungsorientierter Therapieansatz für Kinder mit Sprachentwicklungsstörungen. Thieme, Stuttgart

Weinrich, M., Zehner, H., Wohlleben, U. (2011): Phonetische und phonologische Störungen bei Kindern: Aussprachetherapie in Bewegung. Springer, Heidelberg

WHO (o. J.): Definition des Begriffs „geistige Behinderung". In: www.euro.who.int/de/health-topics/noncommunicable-diseases/mental-health/news/news/2010/15/childrens-right-to-family-life/definition-intellectual-disability, 26.03.2018

Zimmer, R. (2001): Handbuch der Sinneswahrnehmung. Herder, Freiburg

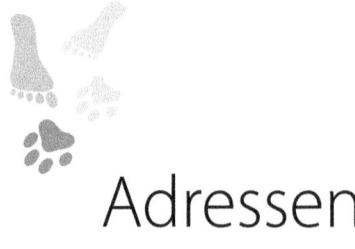

Adressen

European Society for Animal Assisted Therapy
Veterinärmedizinische Universität Wien
Veterinärplatz 1
A-1210 Wien
Tel.: +43 (0)1-25077-3340
Fax: +43 (0)1-25077-3391
E-Mail: office@esaat.org
www.esaat.org

Forschungskreis Heimtiere in der Gesellschaft
Postfach 11 07 28
D-28087 Bremen
Tel: +49 (0)421-8305024
Fax: +49 (0)421-8305025
E-Mail: info@mensch-heimtier.de
www.mensch-heimtier.de

International Association of Human-Animal Interaction Organizations
IAHAIO Secretary
Department of Special Education
Institut für Sonderpädagogische Entwicklungsförderung und
Rehabilitation University of Rostock
August-Bebel-Str. 28
D-18055 Rostock
Tel.: +49 (0)9131-4000-455
Fax: +49 (0)1762-3995-122
E-Mail: info@iahaio.org
www.iahaio.org

**TBD e.V. Therapiebegleithunde Deutschland e.V./
M.I.T.T.T. Münsteraner Institut für therapeutische Fortbildung und
tiergestützte Therapie**
Kolpingstraße 1
D-48565 Steinfurt
Tel.: +49 (0)255263-7752
E-Mail: info@mittt.de
http://tbdev.de
www.mittt.de

Tiere helfen Menschen e.V.
c/o Graham Ford
Münchener Straße 14
D-97204 Höchberg
Tel.: +49 (0)931-4042120
Fax: +49 (0)931-4042121
E-Mail: info@thmev.de
www.thmev.de

Verein Therapiehunde Schweiz
Sekretariat
Obere Rainstrasse 26
CH-6345 Neuheim
Tel.: +41 (0)755-1922
Fax: +41 (0)755-1923
E-Mail: sekretariatvths@bluewin.ch
www.therapiehunde.ch

Verein Tiere als Therapie
Veterinärmedizinische Universität Wien
Veterinärplatz 1
A-1210 Wien
Tel.: +43 (0)1-250-77-3340
Fax: +43 (0)1-250-77-3391
E-Mail: tat@vetmeduni.ac.at
www.tierealstherapie.org

Weiterführende Websites

ESAAT: www.esaat.org. Die European Society for Animal Assisted Therapy (ESAAT) ist ein Verein zur Erforschung und Förderung der therapeutischen, pädagogischen und salutogenetischen Wirkung der Mensch/Tier-Beziehung.

Forschungskreises Heimtiere in der Gesellschaft: www.mensch-heimtier. de. Internetseite des Forschungskreises Heimtiere in der Gesellschaft, welcher die sozialen Beziehungen zwischen Mensch und Heimtier untersucht.

IAHAIO: www.iahaio.org. Die International Association of Human-Animal Interaction Organizations (IAHAIO) wurde 1990 mit dem Ziel gegründet, Organisationen und Verbände zusammenzuführen, die an einer Förderung der Mensch-Tier-Interaktion interessiert sind.

MITTT: www.mittt.de. Das Münsteraner Institut für therapeutische Fortbildung und tiergestützte Therapie (MITTT) bietet Aus-, Weiter- und Fortbildungen im Bereich Therapiebegleithund an – für interessierte Therapeuten, Pädagogen, Pflegekräfte, Ärzte und medizinische Fachkräfte.

MYSETTER: www.mysetter.de/PFD/Gestik_Mimik.pdf. Übersicht zu Gestik und Mimik von Hunden und Wölfen

Pets as Therapy: www.petsastherapy.org. Die britische gemeinnützige Organisation führt therapeutische Besuche in Krankenhäusern, Hospizen, Pflegeeinrichtungen oder Förderschulen mithilfe ihrer eigenen Hunde und Katzen durch.

SATTT: www.sattt.de. Die Steinfurter Akademie für Tiergestützte Therapie (SATTT) bietet Aus- und Fortbildungen für tiergestützte Therapie und Pädagogik in Nordrhein-Westfalen an.

TBD e.V.: www.tbdev.de. Der Berufsverband Therapiebegleithunde Deutschland (TBD) e.V. setzt sich für eine Professionalisierung des Einsatzes von Therapiebegleithunden in der Therapie, Pädagogik, Psychologie, Medizin und verwandten Berufszweigen ein.

Verein Therapiehunde Schweiz: www.therapiehunde.ch. Der Verein Therapiehunde Schweiz bildet Hundehalter zusammen mit ihrem Hund zu Teams aus, die nach abgeschlossener Prüfung zur Förderung des körperlichen und mentalen Wohlbefindens alte oder kranke Menschen in Akut-, Rehabilitationskliniken oder Pflegeeinrichtungen besuchen.

Verein Tiere als Therapie: www.tierealstherapie.org. Der Verein Tiere als Therapie erforscht und fördert die therapeutische Wirkung der Mensch/Tier-Beziehung.

Verein Tiere helfen Menschen e. V.: www.thmev.de. Der Verein Tiere helfen Menschen e. V. fördert die gesundheitlichen Auswirkungen von Heim- und Haustieren auf Menschen.

(alle Links in diesem Kapitel: Stand 26.03.2018)

Anhang: Beispiel eines Hygieneplans

An dieser Stelle wird beispielhaft der Hygieneplan des TBD e.V. wiedergegeben, um Ihnen eine Orientierung für die Entwicklung eines eigenen Hygieneplans für Ihre Einrichtung zu geben.

Allgemeine Maßnahmen

1. Jedem Therapiebegleithundeführer ist der Hygieneplan seiner Einrichtung (oder der Einrichtung, in der er mit dem Hund zu Gast ist) bekannt, und er hält diesen nach bestem Wissen und Gewissen ein.
2. Jeder Therapiebegleithund wird gesund und ausgeglichen ernährt, und die geltenden Tierschutzbedingungen werden eingehalten.
3. Lebensmittel, die für den menschlichen Verzehr vorgesehen sind, werden vom Hund ferngehalten und getrennt vom Hundefutter aufbewahrt.
4. Vor der Zubereitung von Lebensmitteln bzw. vor dem Essen werden die Hände sorgfältig gewaschen und ggf. desinfiziert.
5. Nach intensivem Streicheln oder Lecken sind die Hände und die beleckten Körperteile zu waschen, bei Abwehrgeschwächten erfolgt eine Desinfektion. Das Lecken im Gesicht ist grundsätzlich nicht erlaubt.
6. Beim Auftragen z.B. von Vitaminpaste aus der Tube sind Q-Tipps, Holz-Spatel oder andere Träger zu verwenden, damit die Tubenöffnung nicht mit der Haut des Klienten in Berührung kommt.
7. Besonders bei klinischem Personal ist darauf zu achten, dass ein Händewaschen und -desinfizieren nach dem Umgang mit dem Hund und vor dem Umgang mit dem nächsten Patienten erfolgt.
8. Beim Setzen/Legen des Hundes auf das Bett von Kranken sind kochfeste Laken unterzulegen, die bei jedem Patienten und nach jedem Einsatz gewechselt werden.

9. Nach Urinieren/Absetzen von Kot durch den Hund in der Einrichtung erfolgt eine Grobreinigung mit einem Einmalhandtuch und eine gezielte, auf die betroffene Stelle beschränkte Nachdesinfektion mit einem alkoholischen Flächendesinfektionsmittel, das fettlösende Eigenschaften und eine kurze Einwirkzeit aufweist.

10. Der Kot im Gelände der Einrichtung wird vom Hundehalter angemessen und zeitnah entsorgt.

Maßnahmen in Bezug auf den Hund

1. Der Hund ist frei von, für Menschen ansteckenden Erkrankungen.

2. Bei akuter Erkrankung oder einem ungeklärten Krankheitsbild wird der Hund nicht eingesetzt.

3. Es besteht ein vollständiger Impfschutz des Hundes. Dieser kann durch Eintragungen im Impfbuch des Hundes nachgewiesen werden.

4. Der Hund wird nachweislich mindestens alle drei Monate entwurmt.

5. Es erfolgt ein zeitnahes Entfernen und eine prophylaktische Behandlung von Ektoparasiten (Zecken, Flöhe, Milben, etc.). Bei Spot-on Präparaten ist darauf zu achten, dass diese so angewandt werden, dass danach wenigstens 24 Stunden keine Kontakte zu Klienten stattfinden.

6. Der Hund wird regelmäßig alle sechs Monate oder unverzüglich bei akuter Erkrankung einem Tierarzt zum Gesundheitscheck vorgestellt.

7. Folgende Unterlagen sind im Original und in Kopie auf neuestem Stand aufzubewahren:
Prüfungsbescheinigung, Impfpass, Entwurmungsprotokoll, Dokumentation über Tierarztbesuche, Versicherungsnachweise.

8. Die Umgebung des Hundes sollte sichtbar sauber und ordentlich gestaltet sein. Dazu gehört, dass der Fußboden vom Aufenthaltsbereich des Hundes regelmäßig 1–2 Mal pro Woche gereinigt wird. Dass der Liegebereich wenigstens einmal in der Woche zu reinigen ist, dass die Hundedecke bei hohen Temperaturen einmal wöchentlich gewaschen wird und dass der Fress- und Wassernapf des Hundes täglich gereinigt werden.

9. Der Hund sollte regelmäßig gewaschen und gebürstet werden.

10. Spielmaterial, das vom Hund benutzt wird, wird in einer separaten Kiste aufbewahrt und regelmäßig gereinigt.

Zugangseinschränkungen für Tiere

Folgende Bereiche der Einrichtung dürfen vom Hund in der Regel nicht betreten werden:

1. Küche
2. Tee- bzw. Verteilerküche
3. Kantine
4. Bäder
5. Toiletten
6. Wäscherei
7. Wäschelager
8. Vorratsraum
9. Untersuchungszimmer
10. Zimmer und Aufenthaltsräume von Menschen mit bekannten Hundehaarallergien
11. Zimmer und Aufenthaltsräume von Menschen mit akuten Erkrankungen, es sei denn es liegt eine gegenteilige schriftliche Aussage des behandelnden Arztes vor
12. Zimmer von Menschen mit ausgedehnten Ekzemen
13. Zimmer und Aufenthaltsräume von Menschen, die mit multiresistenten oder sehr infektiösen Erregern besiedelt oder infiziert sind
14. Zimmer und Aufenthaltsräume von stark abwehrgeschwächten Menschen mit einer schweren Störung des Immunsystems, z. B. ausgeprägte Allergien, Asthma, schwere Formen der Neurodermitis; es sei denn, es liegt eine gegenteilige schriftliche Aussage des behandelnden Arztes vor
15. Zimmer von Menschen mit stark immunsupprimierenden Erkrankungen bzw. Zuständen, z. B. Krebs, Leukämie, Cortison- bzw. Zytostatika-Therapie; akute Erkrankungen und Infektionen (Infektionsgefahr für Tier, Weitergabe an andere Patienten durch das Tier, Verschlimmerung der Infektion des Patienten)
16. Zimmer von Menschen mit psychischen Erkrankungen, z. B. akute psychotische Dekompensation, Hundephobie; Ausnahmen sind hier nach einem sorgfältigen Abwägen der Risiken möglich

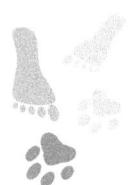

Sachregister

Hunde helfen heilen

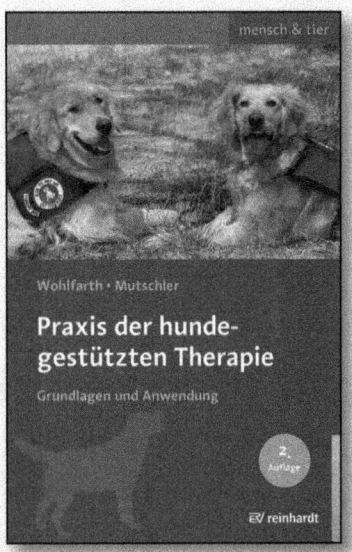

Rainer Wohlfarth /
Bettina Mutschler
**Praxis der hunde-
gestützten Therapie**
Grundlagen und Anwendung
(mensch & tier)
2., akt. u. erw. Aufl. 2017.
239 Seiten. Zahlr. Abb.
Innenteil vierfarbig
(978-3-497-02734-7) kt

Hundegestützte Therapie erfreut sich immer größerer Beliebtheit und mehr und mehr Therapeuten möchten ihre Hunde in ihre Therapien einbeziehen. Doch warum ist es sinnvoll, einen Hund in einer Therapie einzusetzen? Welche Voraussetzungen sollten bei Mensch und Hund gegeben sein? Welche Eigenschaften sollte der ideale Therapiebegleithund besitzen und worauf sollten Therapeuten besonders achten?

Die AutorInnen zeigen ebenso wissenschaftlich fundiert wie praxisorientiert den aktuellen Stand der hundegestützten Therapie auf. Sie beschreiben, warum der Einsatz von Hunden in der Therapie positive Wirkungen auf therapeutische Prozesse haben kann. Das Buch ist ein unverzichtbares Grundlagenwerk für alle, die Hunde in der Therapie einsetzen möchten.

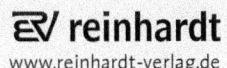 reinhardt
www.reinhardt-verlag.de

Tierisch gute Zuhörer

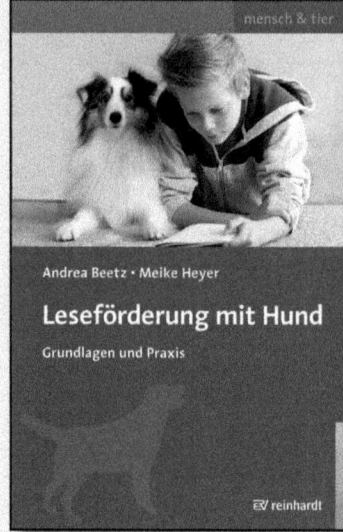

Andrea Beetz / Meike Heyer
Leseförderung mit Hund
Grundlagen und Praxis
(mensch & tier)
2014. 130 Seiten. 18 Abb. 2 Tab.
(978-3-497-02440-7) kt

Einigen Kindern fällt es besonders schwer, lesen zu lernen. Hunde können diesen Kindern wertvolle Unterstützer sein und dazu beitragen, sie zum Lesen zu motivieren und Ruhe, Konzentration sowie Spaß am Lesen zu fördern. Die Autorinnen führen in die verschiedenen Ansätze des „Lesens mit Hund" ein und erläutern neben Grundlagen zur Lesekompetenz die Indikationen und Hintergründe der positiven Effekte. Sie gehen auf die Voraussetzungen bei Hund, pädagogischer Fachkraft, Kind und Setting ein. Anschauliche Beispiele geben einen Einblick in die Praxis der Leseförderung mit Hund.

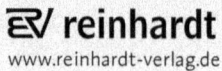
www.reinhardt-verlag.de